歯は無痛鎮静法で治す

南雲 祐二 歯科医師・医学博士

はじめに

私がなぜ無痛治療にこだわるのか。その理由は子ども時代にさかのぼります。

中学生のときでした。原因不明の高熱が出て大きな病院にかかると、髄膜炎が疑われて背中に針を刺される腰椎穿刺《ようついせんし》という検査を受けることになったのです。その恐ろしい痛みと恐怖心は忘れることができません。生きた心地がせず脂汗が出て、心臓の鼓動は激しくなり、目の前が真っ白になって意識が遠のきました。それ以来、体に針を刺されたり、痛みの刺激を受けたりすることがトラウマになりました。

そうです。私自身が痛み恐怖症になってしまったのです。そして年月を経て歯科医師となってからは、「私が受けたような嫌な思いを患者さんには味わわせたくない」「一般的に痛いとされている歯科治療を、もっと快適にできないのか？」との思いから、大学病院にて歯科治療時の痛み制御の研究に従事するとともに、麻酔科での実践トレーニングを重ねました。

その結果を「三叉神経電気刺激によるＰ３００成分の研究」としてまとめた論文が、口腔外科の教授と麻酔科の教授に認められ、東京医科大学で医学博士の資格を授与されました。

通常、歯科医師は歯学博士であることが多いですが、私が医学博士の資格を持っているのはこのためです。

現在、この研究を生かした集大成として、患者さんそれぞれに合わせたオーダーメイドの無痛治療「無痛鎮静法」を確立し、全国から来院される患者さんに快適な歯科治療を実践しています。歯科恐怖症の方々が恐怖心なく治療を受けられるこの無痛鎮静法を広く知っていただきたいと願い、本書の執筆を思い立ちました。

本書は、歯科治療の何が怖くてストレスになるのか、痛みのメカニズムやストレスの実情を紐解き、無痛鎮静法下で治療できるさまざまな歯科疾患の種類と症例を加え、歯科恐怖症を払拭するこの治療法についてわかりやすく解説しています。

これまで怖くて歯医者に行けなかった人、大人なのに歯医者が怖いなんて言えずに悶々と悩んでいた人や歯痛を我慢してつらい日々を送ってきた人などに、本書によって一条の光明を与えられればと願ってやみません。

あなたの歯は必ず快適に治せます。痛みを伴わない歯科治療があることを知ったら、勇気を出してその一歩を進めてください。そして明るく健康でキレイな口元を取り戻しましょう。

最後に本書出版にあたり、日々の診療を支え、執筆に協力してくれたスタッフ、また、私を温かく見守り、導いてくださった東京医科大学名誉教授内田安信先生、東京医科大学名誉教授千葉博茂先生へ心より深謝申し上げます。

平成最後の冬に

南雲祐二

目次

第5章　無痛鎮静法Q&A

第１章　無痛鎮静法とはなにか

現在の歯科治療における無痛治療

現在、日本国内において歯科医師の数は10万人を超え、歯科医院はコンビニの数より多いといわれています。（厚生労働省　平成28年医師・歯科医師・薬剤師調査より）。

そのため、医院は健康保険を使用して行う一般的なむし歯治療のほか、インプラント治療、矯正歯科治療、審美歯科治療、予防歯科治療など自費診療で行われる専門的治療の看板を全面に出し、それを特色として生き残りをかけているといっても過言ではありません。

そして、それら医院が掲げる治療特色の一つに「無痛治療」があります。

歯を削る、歯を抜くなどの治療のとき、それに伴う痛みを取り除くため、麻酔を使うのを無痛治療といいます。

無痛治療を行っている歯科医院の麻酔治療には、それぞれ次のような種類があります。

局所麻酔

局所麻酔とは比較的小さな治療や手術のときに用いられる、体の一部分に行われる麻酔のことをいいます。

歯科治療においては、多くの方が経験のある、歯肉に注射をする麻酔のことです。部分麻酔とも呼ばれますが、正しくは局所麻酔といいます。

歯を抜く、歯を削るなどのときに歯肉にブスッとさされるこの麻酔には、浸潤麻酔と伝達麻酔という二つの方法があります。

浸潤麻酔は、患部近くの歯肉に麻酔薬を入れて骨に浸み込ませ、骨の内側にある神経に作用させて痛みを止めるというものです。

伝達麻酔は、細かく分かれている神経の根元に作用させて広範囲にわたり痛みを抑えるものので、これは骨が厚くて麻酔が効きにくい下の奥歯に向いています。唇や舌を含む広い範囲で効果が表れます。

浸潤麻酔と伝達麻酔

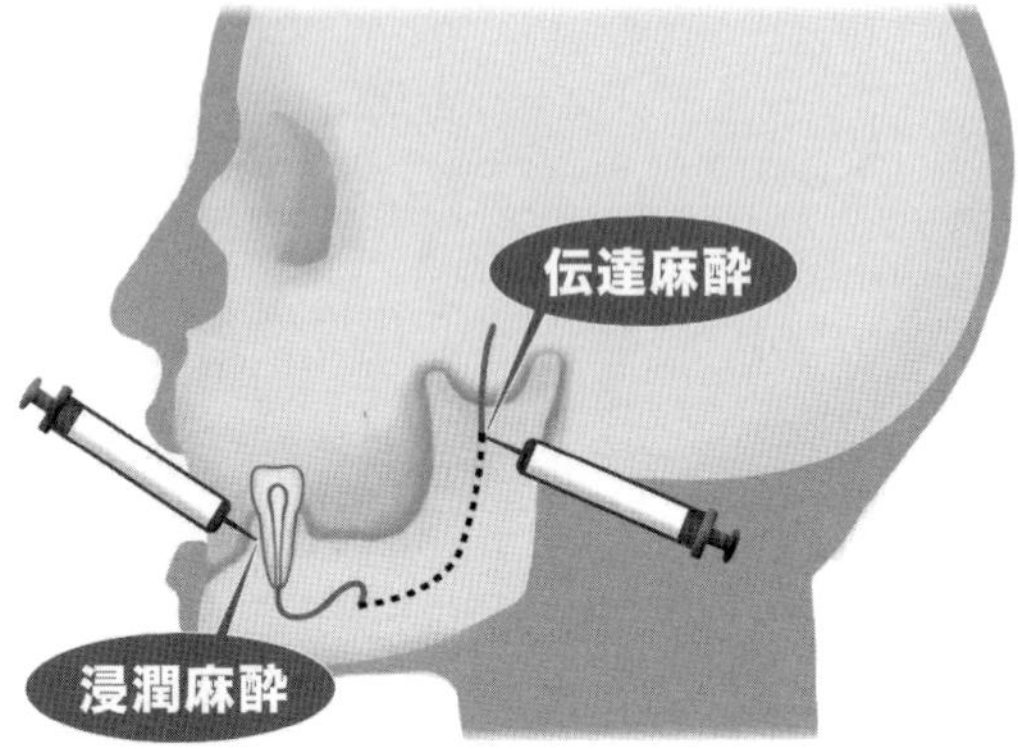

浸潤麻酔
麻痺させたい箇所に近い歯肉から麻酔薬を注入する。

伝達麻酔
三叉神経の支流である太い神経の根元近くに麻酔薬を注入する。

表面麻酔

表面麻酔とは抜歯時など歯肉に打つ麻酔注射を受ける前に、歯肉表面に麻酔薬を塗って痛覚を麻痺させる処置のことをいいます。

通常、局所麻酔の注射で感覚を鈍らせれば、治療の痛みを抑えることは容易にできます。しかし、患者さんの中には麻酔の注射針をブスッと刺される感覚も怖いという方がいて、こういう方に行われる麻酔として表面麻酔があるのです。

この麻酔は効果が出るまでに数分かかるので、歯肉の唾液をよく拭き取らないと薬が流れてしまいます。そのため流れ出てくる唾液を丁寧に拭きながら、効き目が出るまで待つことが大切です。

また、表面麻酔にはジェルタイプやスプレータイプがあるほか、近年では歯科用レーザーの麻酔効果を利用した表面麻酔法などもあります。

笑気吸入鎮静法

笑気吸入鎮静法は不安感や緊張を和らげる効果のある笑気ガスを、鼻マスクを当てて吸入するものです。

少しぼんやりとした感じになりますが、眠ったり、意識を失うということはありません。呼吸器、循環器、肝臓や腎臓といった重要臓器に対する作用がきわめて小さく、呼気によって速やかに体内から排泄されることもこの麻酔の大きな特徴です。

笑気ガスを鼻から吸入するので、風邪を引いている、アレルギー症状を持っているなどで鼻づまりがある場合には使用できません。

また、効き目のコントロールができないので、人によっては効果が出にくく、麻酔を行っても痛みを感じてしまうこともあるようです。

静脈内鎮静法

静脈内鎮静法は、笑気吸入鎮静法よりさらに高い効果を持つ麻酔薬を腕の静脈から血管内に注入する方法です。

笑気吸入鎮静法では十分な効果が得られない方や親知らずの抜歯、インプラント手術など侵襲の大きい処置などを行う場合に用いられます。

血圧や呼吸の状態をモニタリングしながら行い、うとうとと眠っているような状態で治療を行うことが可能で、安全に行うためには整った設備と高度な技術が必要となります。

すべての歯科治療に適用できる無痛鎮静法

より確実なリラックス効果のある鎮静法

いろいろな麻酔法について説明してきましたが、現在、私が行っている「無痛鎮静法」について説明していきます。

静脈内鎮静法は恐怖心が排除されおだやかな心持ちにはなりますが、鎮痛効果はほとんどありません。

そこで局所麻酔を追加する必要があり、この局所麻酔をチクッとした感覚をさせないようにそーっと行ったり、比較的効きづらい部位には種々の局所麻酔を併用し、効果的に鎮痛効果を得ます。

この二つが相まって「無痛鎮静法」となるのです。

麻酔薬の種類やそれらの組み合わせ、調整法・投薬法などは、自身で行った痛み制御の研究をもとに、大学の麻酔科での実践トレーニングの経験を活かして行っています。

無痛鎮静法は麻酔薬を点滴から注入して意識をぼんやりさせ、過度の緊張感や不安感など心にかかる強いストレスを軽減し、安静状態をもたらします。

笑気ガスを吸入しリラックス効果を得る笑気吸入鎮静法より、点滴で血管内に直接麻酔剤を投与するほうがリラックス効果は高く、より確実に鎮静させることが可能です。

また、外科手術のときなどに行う全身麻酔とは異なり、完全に意識を失うわけではありません。

自発呼吸ができ、安全で目覚めも早く、日帰りで治療が行えるというのも大きなメリットの一つです。この方法のおかげで、歯科治療恐怖症のため今まで受診を避けていた方も、安心して治療が受けられるようになりました。

術前・術後の禁食・禁水、意識、記憶など、無痛鎮静法と局所麻酔、全身麻酔との比較を次の表にまとめました。参考にしてください。

無痛鎮静法はすべての歯科治療に適用することが可能です。

治療以前に行われるクリーニング、歯石取りから、初期のむし歯治療や審美的治療、歯肉切開などを行うインプラントや口腔外科分野になる大がかりな手術まで、すべて無痛鎮静法下で行うことができます。

無痛鎮静法を行うと眠ったような意識下になり、臭いや音も気にならなくなりますので、近年、増加傾向にある臭覚過敏な方や歯科医院独特の臭いが気になる方、キーンという歯を削る器械の音がイヤだというような方でも、安心して治療が受けられます。

この無痛鎮静法については、第3章にて詳しく解説していきます。

麻酔の種類と比較

	局所麻酔	無痛鎮静法	全身麻酔
術前の禁食・禁水	必要なし	**必要あり**	必要あり
術後の意識	はっきりしている	**ぼーっとしている**	意識なし
術中の記憶	はっきり覚えている	**あまり覚えていない**	全く覚えていない
術後の休息	すぐに帰宅可能	**少し休む必要あり**	入院が必要
術後の運転	可能	**不可能**	不可能

第2章　歯科治療の痛みとストレス

歯の痛みの種類

大人でも耐えられないのが、歯の痛みといわれています。歯の痛みには象牙質の痛み、歯髄（歯の神経）の痛み、歯肉周りの痛みなどがあります。

痛みのもとは炎症によるものや神経に伝わる刺激などで、特に歯髄神経が刺激されて感じる痛みは激痛といえるほどつらいものになります。

基本的なことになりますが、歯の構造を見てみましょう。

次ページの図のように歯は表面から、エナメル質―象牙質―歯髄（歯の神経）という3層構造をしています。

そして、歯根の周りをセメント質という組織が覆っており、その周囲を歯根膜という組織があります。

さらにその周りには歯槽骨という骨で支えられ、表面は歯肉で覆われています。

歯の構造

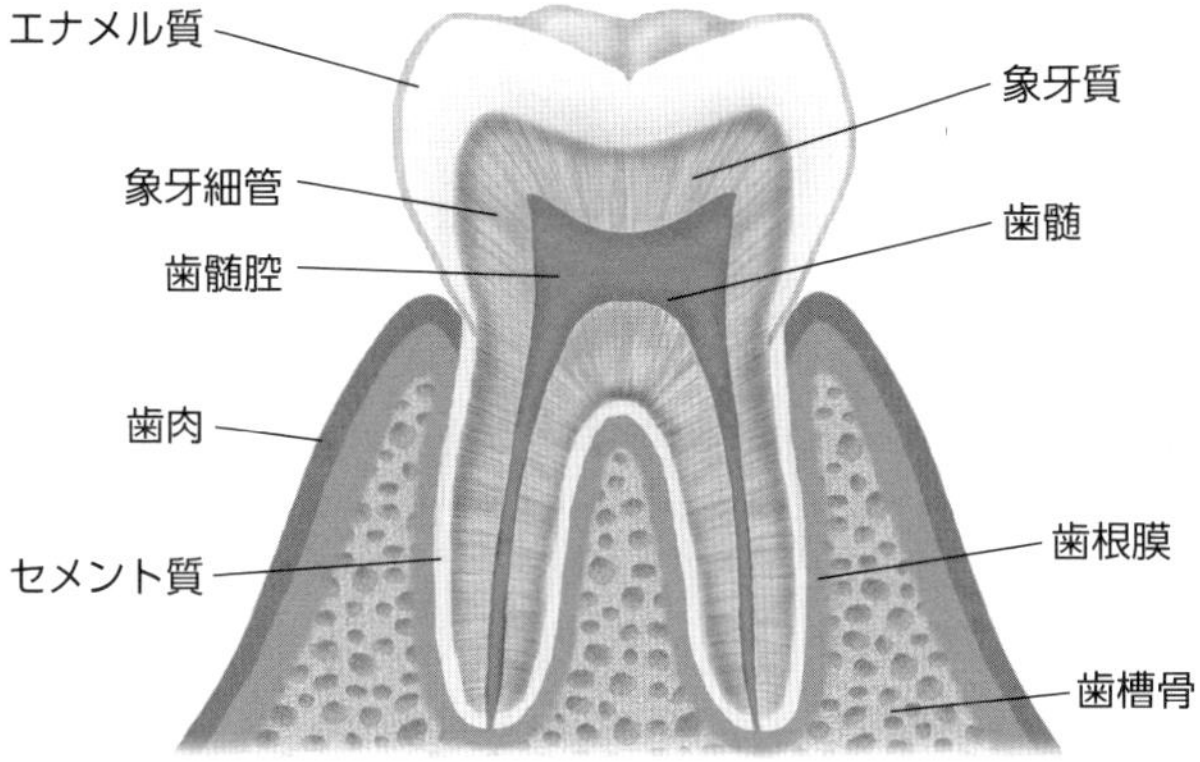

象牙質の痛み

歯の表面のツルツルしたエナメル質という組織は、人体で最も硬いとされています。その下にある歯全体を形成している組織が象牙質です。この組織は硬いのですが、表面から歯髄に向かって象牙細管という細い管が無数に通っています。この管の中は組織液で満たされ象牙質を維持していますが、摩擦や振動、冷感などの刺激があると組織液が流れて直接、歯髄神経へ伝わるために痛みを感じます。

象牙質で感じる痛みは非常に鋭く、瞬時に数秒間痛み、さほど長引くことはありません。熱い食べ物や冷たい飲み物などを口にしたときに感じる痛みと、甘い物や酸っぱい物がしみたときにも同様に痛みを感じます。

通常はエナメル質で守られている象牙質ですが、加齢とともにエナメル質が薄くなったり、むし歯で破壊されたりした場合に、このような痛みが生じやすくなります。

ほかにも間違ったブラッシング、「噛みしめ」や「食いしばり」といった日常的なクセなどによって歯に負担がかかり、エナメル質の表面に目に見えない細かいヒビが入ることがあります。このヒビから刺激が伝わると痛みとなって知覚過敏の症状が起こります。

知覚過敏に関しては、歯磨き粉に含まれる研磨剤もエナメル質を削って薄くする原因になりますし、酢や柑橘類の酸性の飲食物によって歯のエナメル質が溶かされていく「酸蝕症」

も同じように負担がかかります。エナメル質は人体で最も硬い組織ですが、酸に非常に弱いという性質があるので、飲食物に含まれる酸によって少しずつ溶かされてしまうのです。

歯周病で歯肉が破壊され、歯の根元の象牙質がむき出しになる場合も、やはり痛みを感じやすくなります。歯の痛みは食生活に大きくかかわり、食事の喜びが半減されてしまいます。

むし歯や歯周病を予防するのはもちろんですが、不適切なブラッシングや噛みしめ、酸性の食事などにも十分注意を図ることが大切です。

知覚過敏

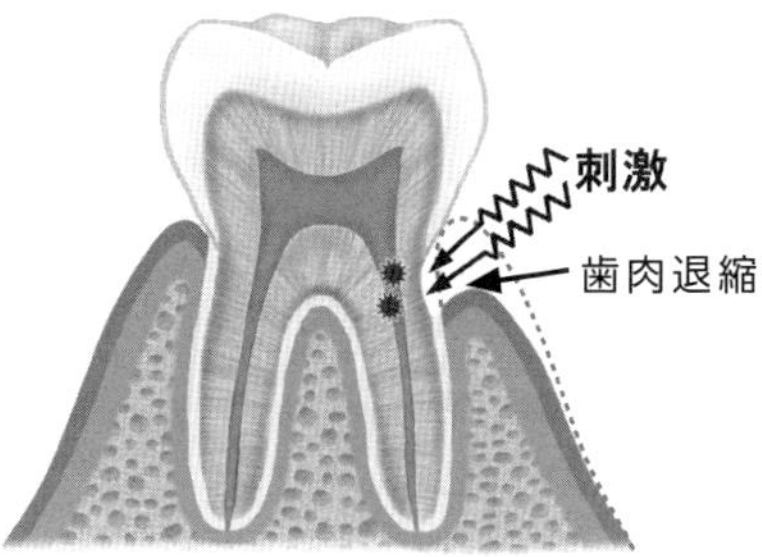

歯根が歯肉退縮により歯茎から露出すると、刺激が直接伝わり、歯の神経まで届いてしみるようになる。

歯髄の痛み

歯髄は歯の根の部分にある軟らかい組織で、奥の空洞に神経や血管があり、あごの骨の中の神経や血管につながっています。そのため、歯髄で感じる痛みは最も強烈です。多くの場合、痛みの原因は歯髄炎によるもので、むし歯が悪化して菌に冒された歯髄が炎症を起こすほか、歯周病が進行してあごの骨に達したあと、逆行して歯の根のほうから歯髄へ炎症が広がるケース（逆行性歯髄炎）もみられます。

また、打撲などで歯が折れ、歯髄が露出したり、断裂したりする外傷性の痛みもあります。歯髄で感じる痛みは知覚過敏のように瞬間的なものとは違い、ズキズキと頭の芯に響くような強い痛みです。炎症が起きているときに、熱い食べ物のあと冷たい飲み物を飲むなどの温度変化がある食事をしたり、甘みや酸味などの強い食べ物を食べたりすると、それらの刺激で痛みが増してしまいます。

むし歯の場合は、患部の歯でものを噛むなどの圧力によって痛みが強くなります。歯髄の痛みは一度起こると数時間から数日続くだけでなく、頭や耳、頬など別の箇所にも広がってしまうのが特徴です。

歯髄を治療しない限り、こういう痛みがしばしば起こり、痛み方もさまざまに変化します。また、飲食物や噛むなどの圧力など外からの刺激で一度痛みが強まると、どんどん強度を増し弱まることはありません。

歯髄の外側は硬組織の象牙質で囲まれていますので、炎症を起こして歯髄腔に膿が溜まると内圧がどんどん上がるため、急激に痛み出すことがあります。夜、布団にくるまって温かく寝ていると、体が温まって突然痛み出す夜間疼痛もその一つで、気が休まりません。このような場合、歯科医師はまず応急処置として歯髄腔に穴を開けて膿を出します。すると内圧が下がるので、痛みも激減します。

同じ歯髄炎でも、むし歯の穴が深くなり、歯髄が露出した状態で炎症が広がる慢性潰瘍性歯髄炎は厄介です。この場合は膿が生じてもふさがっていないので内圧も上がらず、ほとんど痛みは起こりません。

しかし、神経や血管などの組織がむき出しなので菌に感染しやすく、組織がどんどん壊死していきます。痛みがないので重度ではないと考えがちですが、慢性化しているだけでよりタチが悪いといえます。

歯肉周りの痛み

象牙質や歯髄以外では、歯肉周辺で感じる痛みがあります。

この場合、歯肉や歯根膜の炎症による痛み、親知らずの痛みなどさまざまです。歯肉や歯根膜の炎症はむし歯が進行して菌に冒された組織が炎症を起こし、痛みを生じると考えてください。

歯周病の場合も最初は痛みませんが、重度歯周病で歯肉にひどい炎症が起こると急激に痛み出すことがあります。

むし歯など感染性の歯科疾患以外では、親知らずの痛みもよくみられます。通常、成人の歯は28本ですが、すべて生えそろったあと奥歯の先に生えてくる歯を親知らずといいます。まっすぐ生える場合は問題ありませんが、あごが小さくて生えるスペースが狭いとき横向きや斜めに生えて歯肉に炎症を起こしたり、ほかの歯を圧迫したりして痛むことがあります。

また、象牙質や歯髄の痛みは周囲に広がって感じるため、どの歯が痛むのか患者さんがはっきり示しにくく、違う歯を示される場合もたまにあります。しかし、歯の周りの痛みは軽く叩くとか圧迫することで感じますので、どの歯が痛むのかすぐわかります。

そして、これらの痛みは厄介なことが多く、その一つに「根尖性歯周炎」があります。これはむし歯が歯髄まで進んで細菌感染によって歯髄炎を起こし、壊死してしまったあとに起こるものです。痛みはまああ強いもので、痛み出すとしばらく持続します。歯を噛み合わせると痛みが増し、悪化するとその歯に触れただけでも強い痛みを感じるようになります。

中には、むし歯が広がって歯髄が死ぬと血液が流れなくなるので免疫機能が働かず、細菌はどんどん増殖する場合があります。その毒素は根の先からあごの骨に侵入し、周囲に炎症を引き起こすのです。

放置すると患部近くの歯肉や、頬、あご周り、患部側の顔に炎症が広がって腫れてきます。発熱や悪寒が生じる人もいますので、早期にX線検査などで詳しく調べて根管治療を受ける必要があります。

また、痛み方は似ていますが、原因が歯周病にある「辺縁性歯周炎」は、歯肉が赤く腫れるのでわかりやすいといえます。重度の歯周病でかなり深い歯周ポケット（歯と歯肉の間にできる溝）がみられ、多くの場合、あごの骨まで破壊が進んでいるため、歯そのものもぐらついていることがあります。歯周ポケットに膿が溜まっているので切開で排膿すると、痛みは和らぎます。

その他の痛み

歯に原因がないのに、痛みが生じるケースがあるのをご存知でしょうか。これを「非歯原性歯痛」といい、神経障害や筋肉痛、心因性などの要因で起こるもののほか、全く原因が見つからない場合もあります。

神経障害性の歯痛は、三叉神経痛、帯状疱疹、原因不明の非定型性歯痛の3つに分けられます。三叉神経痛とは、顔面の片側にたびたび激しい痛みの発作を起こす疾患です。顔の感覚を司る三叉神経の根元が、血管に圧迫されるのが原因とされています。なぜか歯に触れるのが発作のきっかけとなるほか、逆に痛みの発作が歯に広がることもあります。

痛みが強すぎるため患者さんに頼み込まれて抜歯治療をしたあと、三叉神経痛が判明したというケースもありますし、歯科麻酔で痛みが消えたりするので何らかの歯科疾患と勘違いしやすく、歯科医師はよく注意して診察しなければなりません。

帯状疱疹は神経がウイルス感染して起こります。体力が落ちて免疫力が低下したとき、水疱瘡由来のウイルスに感染すると、皮膚湿疹を伴う痛みが神経の通っている部分に帯状に広がるものです。歯や口周りの神経に発生することが多く、歯髄炎と似たような痛みを感じます。また、食べ物を噛むときに使う咀嚼筋の痛みを歯痛と感じることがあり、咀嚼筋のケアや局所麻酔などで痛みを軽減させます。歯を抜いたあとや外傷のあと、問題がないのに痛み

三叉神経

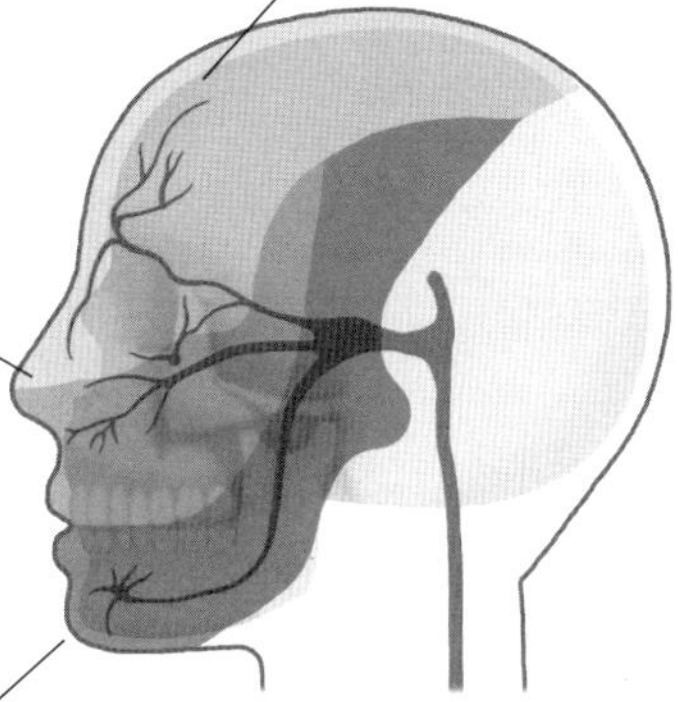

顔の感覚（痛覚・触覚・温冷覚など）を脳に伝える神経。
第１枝〜第３枝に分かれそれぞれの領域を支配している。

が消えない人もいます。これは心因性と考えられ、抗うつ剤が有効なことがあります。

また、口を開こうとすると痛みが走る顎関節症も、歯科治療を受けにくくなる原因の一つです。

この病気は口腔外科の現場でしばしばみられ、20~30代の女性が特に発症しやすいといわれています。

顎関節症には、あごを動かしたときにカクカクッと音がする、あごの関節や筋肉が痛む、口が開きにくいという三大症状があります。

3つの症状がすべて出る人もいれば、1つだけの人もいるなど症状の度合いはさまざまですし、同時に頭痛や目、耳の痛みを伴うケースもあるので症状の重い人には大変つらい病気です。

なにしろ、ものを食べようとするとあごに痛みが走るというのですから、QOL(クオリティ・オブ・ライフ=生活の質)が下がるのはいうまでもありません。重度の人はあごを動かす筋肉の動きが悪くなり、口を開けていられなくなります。

以前は噛み合わせの悪さが原因といわれていましたが、現在では噛み合わせも要因の一つであるがほかにストレスや歯列接触癖、関節の弱さなどさまざまな要因で起こることがわかっています。

顎関節症

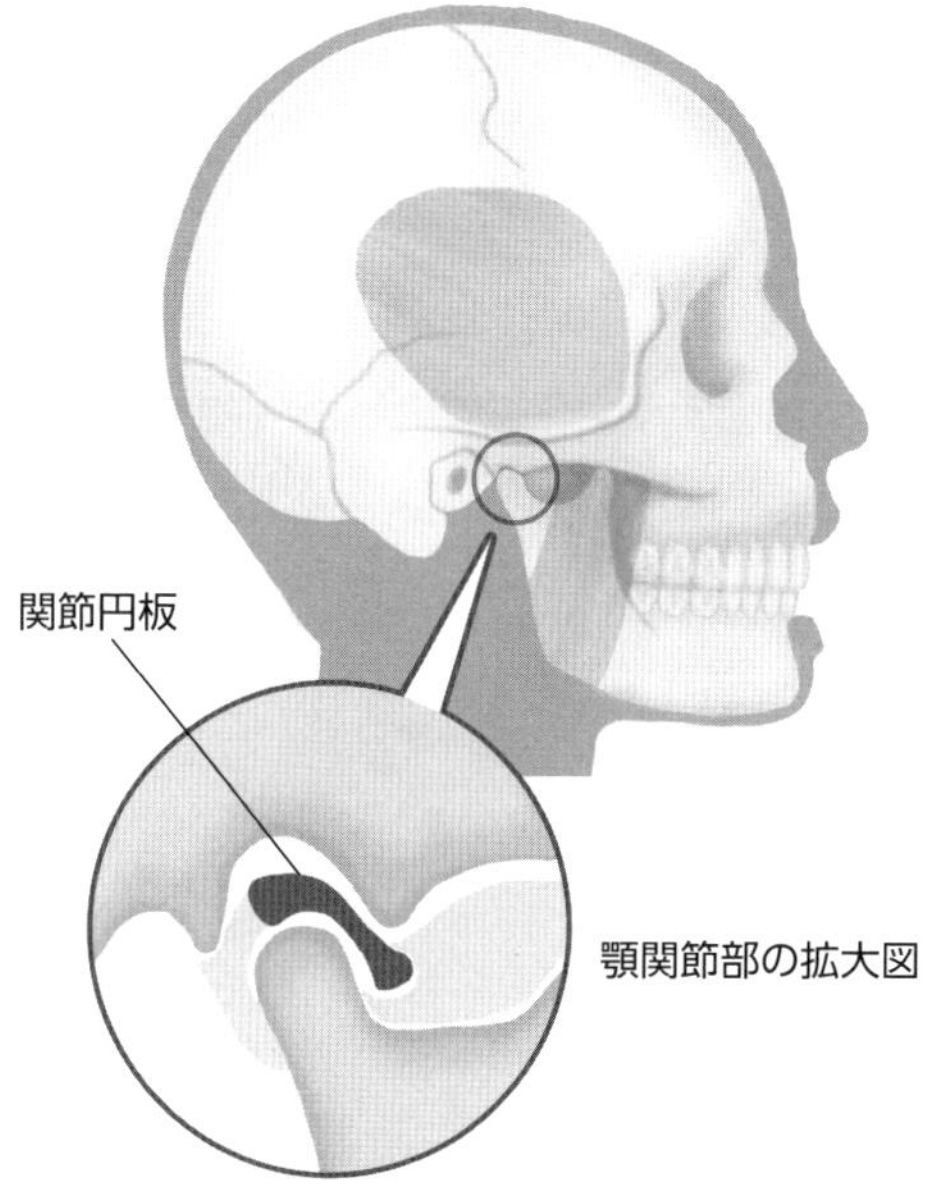

関節の上下の骨の間には、あごがスムーズに動くように関節円板というクッションがはさまっている。顎関節症は口を大きく開けたときに痛みが生じる、あごがカクカクッと音がするなどの症状がある。

歯科治療時の痛み

一般的に歯科治療には、多かれ少なかれストレスを感じるものです。治療で生じる痛みというと、歯を削られるときに器械で生じる痛み、歯髄が刺激されて感じる痛み、麻酔注射の痛み、治療後に生じる痛みなどがあります。いずれも鋭い痛みが多いので、どうしても歯科治療は嫌われやすいのです。

歯の神経への刺激

歯髄には細かく枝分かれした神経が集まっています。むし歯がこの歯髄まで達すると、何もしなくても激痛が走り、悪化すると膿が出ることもあるので抜髄といって神経を除去する治療を行います。直接、神経に触れることになるので、検査だけでも耐えられない痛みを感じます。

ドリルの刺激

むし歯の治療は基本的に、歯に冒されたエナメル質や象牙質の患部を削って詰め物や被せ物をします。このとき特殊な歯科用ドリルを使って削りますが、ドリルの摩擦や振動が神経に伝わって痛みを感じます。

麻酔注射の痛み

歯髄を抜く根管治療や、むし歯治療で患部を削るときなど、治療そのものに痛みが生じると思われる場合に局所麻酔を行います。歯肉に打つ麻酔の注射そのものの痛みを、とても強く感じる人がいます。

歯科治療後の痛み

治療後に、いつまでも痛みが治まらないケースはしばしばあります。根管治療のあと、神経の取り残しがあると痛みが残ります。

むし歯の治療は、歯をきちんと除去するため冒されている部分よりやや広めに削ります。

そのため神経までの距離が短くなり、冷たい物などの刺激が痛みとして伝わりやすくなることがあります。

詰め物の高さが合っていないと、歯とあごの骨（歯槽骨）の間にあってクッションの役割を果たしている歯根膜に負担がかかって痛みます。

また、根管治療の際に奥に溜まった膿も取り除いて消毒するのですが、膿の取り残しがあると炎症はいつまでも引かず痛みが続きます。

歯周病検査の痛みと治療の痛み

歯周病は、国内で40歳以上の約80％の人がかかっているといわれる歯の感染症です。進行すると歯肉が痩せ、歯の土台であるあごの骨を破壊するなど、むし歯と並んで歯を失う原因のトップ2です。しかも歯周病菌は口の中だけでなく血液と一緒に全身を巡りながら悪さをし、生活習慣病を引き起こすこともあり非常に厄介な病気といえます。

厚生労働省も歯周病予防には力を入れ、定期健診や正しいブラッシングなどを推奨しています。歯科検診の際は歯垢や歯石が溜まっていないか確認し、溜まっていたらクリーニングで除去することになります。歯垢や歯石は歯周病菌の巣窟となり、歯の間から深く奥まで侵入していくからです。

歯周病の検査はポケット検査といい、歯と歯肉の境目にある溝の深さをポケットプローブ（探針）という器具で測定し、炎症の進み具合や歯石の有無を確認します。溝の深さが３㎜以上の場合は「歯周ポケット」といい、歯周病がかなり進行していることを表しています。ポケットプローブで測定した溝からの出血の有無も炎症の進み具合の目安となり、出血と同時に、チクチクとした多少の痛みを感じる場合があります。

また、歯周病治療で歯石除去を行う場合、歯肉の上に覆い被さるように付いている歯石を取り除くのでどうしても器具の先端が炎症を起こし敏感になっている歯肉に触れます。このときに多少の痛みを感じることがあります。

歯周病治療

スケーラー

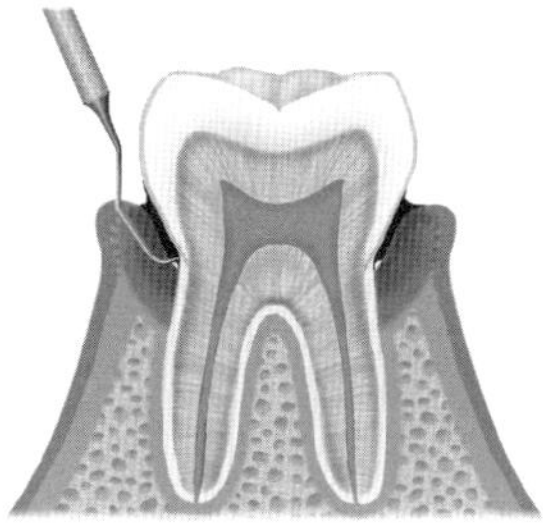

歯周病が軽度の場合は、スケーラーによって歯石除去を行うことにより炎症が治まる場合もあるが、進行している場合は、外科処置にて組織の再生を行う。

歯科治療時のストレス

歯科治療は体に直接痛みを感じますが、その一方、心の痛みも伴うのが特徴的です。痛みを感じる治療であるがゆえに恐怖感や不安感、トラウマによる拒否反応などさまざまな感情にとらわれ、それが治療の妨げになることも少なくありません。

ここでは歯科治療に伴う心理的ストレスについて説明していきます。

歯科治療に対するトラウマ

トラウマとは、心に負った傷のことです。通常は怖いことやつらいことにあっても、時間とともに記憶が薄れ、普通に生活が送れるようになります。

しかし、大きく深い傷を負うといつまでもその記憶が消えず、心が恐怖感や不安感といった負の感情にとらわれてしまうことがあります。普段は忘れていても、似たような状況に陥ったとき激しい恐怖感に襲われて自分を見失ったり、悲鳴をあげて逃げ出したりする人もいるのです。

歯科医院で、器具などで拘束されたり、押さえつけられたりして治療された、怖い先生に乱暴な言葉で脅されながら痛みに耐えるしかなかった、など幼い心に大きな傷を受けた人がトラウマを抱えたまま大人になったというケースがよくみられます。また、大人になってから、治療時の不快な体験が原因で、体が拒否反応を示すようになる患者さんもいます。

歯科恐怖症を抱える患者さんのほとんどが、こうしたトラウマを原因とするといわれており、そのきっかけをつくっているのが歯科医師であることを、医療者側もまた強く認識しなければなりません。

例えば、ある人は幼少時に近所の気難しい歯科医師に診てもらっていたのですが、笑顔ひとつ見せない先生が怖くてたまらなかったといいます。あげくに痛いと言うと「チッ！」と舌打ちされるので泣くのも我慢していたと。

またある人は大人になってから治療中、器械が舌に触れて大出血し、救急車で運ばれるはめになりました。その体験以降、歯科医院に一歩も入れなくなりました。ドアを開けようとしただけで吐き気を催すほどで、こういう人は重度の恐怖症とみなされますので心理的アプローチが必要です。

恐怖の記憶はいつまでも心をとらえ、癒えることはありません。治療を受けようとしても体が拒否反応を示すこともあるので、ついつい歯科治療を避けてしまいがちです。傷んだ歯を放置するとますます悪化するだけなので、さらにつらく長引く治療を受けるはめになるなど悪循環を辿ることになります。

次ページの当院の患者さんによるアンケートをご覧ください。やはり70％以上の方がトラウマからの拒否反応という結果となっています。

歯医者が苦手な理由

- □ 他院で痛みの我慢を強いられた経験がある（70%）
- □ 嘔吐反応が強く、他院で治療できない（30%）
- □ 歯科医院の臭いや音が苦手（11%）
- □ 「無痛治療」を謳っている他院で治療を受けたら痛くされた（4%）
- □ 口を開け続けているのがつらい（4%）
- □ 歯茎麻酔自体が苦手（2%）
- □ その他（7%）

銀座オーラルクリニック患者アンケート（複数回答）より

白衣高血圧症

通常は正常血圧なのに、医療機関において医師、看護師などによって測ると、血圧が跳ね上がる人がおり、これを「白衣高血圧症」といいます。日頃は血圧が正常値なのに病院や診療所などで測るときだけ数値が上がってしまう病態で、心理的ストレスが原因と考えられているものです。

医療機関にいることに対する緊張感や、不安感が血圧につながっており、同時に呼吸や脈拍も乱れます。体が緊張でこわばることもあるため、こういう人は歯科治療が受けづらくなります。白衣高血圧症は一過性のものなので大丈夫、と思いがちですが、決して油断はできません。心臓の収縮力や血管抵抗が一時的でも高くなると、それをきっかけとして脳血管障害や心不全、狭心症、大動脈瘤破裂などの重篤な疾患をもたらす可能性もあるのです。

こういう人は診察室に入るだけで動悸がして冷や汗がにじみ、息苦しくなったりします。日頃、血圧は正常と言うのですが、試しに血圧を測って初めて白衣高血圧症だとわかるわけです。もちろんそのまま治療するのはリスクが高いので、無痛鎮静法を選択します。

無痛鎮静法は血圧のコントロールも可能です。心身をリラックスさせることで血圧を安全域に抑えて治療を行うことができるため、白衣高血圧症に悩む患者さんも安心して歯科治療を受けられます。

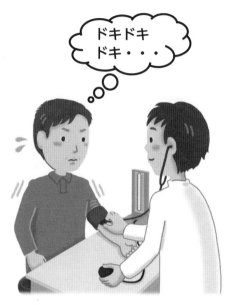

白衣高血圧症

病院で血圧測定するとき、医師や看護師の白衣を見ただけで緊張し、それがストレスとなって血圧が上昇する現象。一般に病院で測定する血圧は、家庭で測定する血圧より高くなりがちではある。

嘔吐反射

嘔吐反射は「異常絞扼《こうはん》反射」ともいい、喉の奥に指などが触れたときオエッと反射的に吐きそうになる作用を指します。これは喉の奥にある舌根部に異物が触れると、それを出そうとして反射的に吐き気を催す身体的作用です。老若男女に起こる症状で、特に男性のほうが圧倒的に多いことがわかっています。

歯科治療の場合、型を取る印象材やタービン、バキュームを口に入れたときや、ミラーや歯科医師の指を入れられても、また入れようとするだけでも吐きそうになる人がいますし、実際に吐く動作をするケースもあるようです。ただし、本当に吐いてしまうことはめったにありません。これは口の中に有害なものが侵入するのを阻止しようとする防御反射といわれ、自分の意思ではコントロールできません。

重度の場合では治療のときだけでなく、日常の歯みがきもできない人がいます。こういう人はむし歯や歯周病にかかりやすいうえ、治療もできないので口腔環境は悪化する一方です。原因は生理的な反射や心理的な要因などとさまざまですが、最も顕著なのはやはり治療への恐怖心からといえますので、歯科治療を通常通り行うことが困難になります。

無痛鎮静法を求めてくる患者さんで嘔吐反射に悩む人は、トラウマの次に多いといえます。受診してくる人の中には、「自分はメンタルは強いのだが、嘔吐反射のために治療を受けられなかった」と言う人がいます。しかし、実は歯科治療に対する心理的抑圧や、ストレスが要因になっている場合がほとんどですので、心身をリラックスさせる無痛鎮静法が効果を示すのです。

嘔吐反射のある人の口の中は、劣悪な環境であることが多いので、治療にも時間を要します。特に根管治療が必要な場合は長い時間、口を開けていなければなりませんので、反射作用に脅える患者さんは大変つらい思いをします。また歯科医師のほうも治療しづらく、リスクを伴うので通常通りの方法では治療できません。

治療を行う場合、まずは局所麻酔ができるかどうかを確認します。局所麻酔ができる人はそれだけで十分効果があり、吐き気を伴わずに治療できるようになります。それも難しい人はカウンセリングなどで心理的なアプローチを試み、無痛鎮静法で対応していきます。かなり重度になると、それさえもできず大学病院などで全身麻酔下にて歯科治療を受けるケースもあります。

歯科治療恐怖症や、嘔吐反射の患者さんは年々増えています。そのため歯科大学では現在、心療歯科や口腔心療科などの学科を設け、苦しむ患者さんにいかに対応していくかを学ぶ教育を行っています。

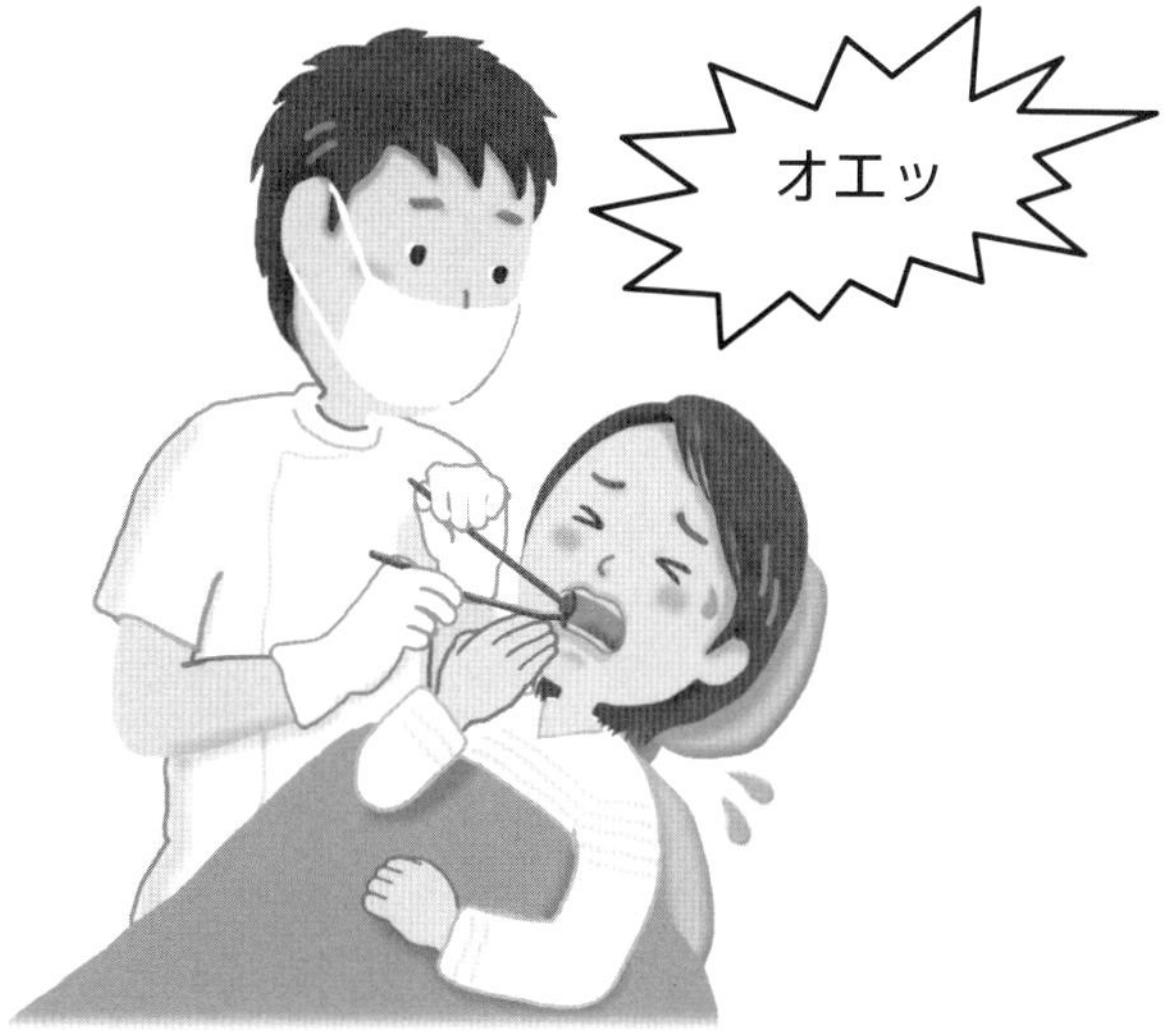

嘔吐反射
喉の奥に指などが触れたとき「オエッ」と反射的に吐きそうになる作用を指す。
これは喉の奥にある舌根部に異物が触れると、それを出そうとして反射的に吐き気を催す身体的作用。

薬品臭

歯科治療に使う薬品には、独特の臭いがするものがたくさんありますし、さまざまな消毒剤は揮発性なので、診療室全体に行き渡りがちです。また、歯を削るとタンパク質の臭いがするものです。患者さんの中にはこれらの臭いを嗅ぐだけで、緊張して座っていられなくなるという人がいます。脳に直接届く嗅覚の記憶が治療中の痛かった記憶を呼び起こし、恐怖感へとつながるためです。

女性に人気のアロマテラピーは、この嗅覚による効果を利用した芳香療法で、ヨーロッパでは医療にも用いられています。嗅覚とはそれほどに直接的に心や体に影響を及ぼすものなので、逆に嫌な体験と結びつけば臭いだけで恐怖心を呼び起こすことになります。

これは歯科医院に限らず医科の病院にもあることで、いわゆる病院臭を苦手とする患者さんは一定数いるものです。これらの苦痛に対応することと、感染症などの予防のために空気清浄機を設置する歯科や医科の施設が増えてきました。

さらに薬品臭を緩和し精神をリラックスさせる目的で、出入口付近や受付などにアロマポットや精油を染み込ませたアロマスティックを置く医院もあります。例えば、クリニック選びの際、このような配慮がされているところは恐怖症への理解も高いかもしれないと考え、試してみるのもよいでしょう。

先端恐怖症・閉所恐怖症・パニック障害

歯科恐怖症の人の中には別の恐怖症から関連づけられて、歯科治療を怖がる例もあります。その一つが「先端恐怖症」です。

針などの尖ったものが視界に入ると、過剰な恐怖心を覚えて激しい動悸や震え、冷や汗などが生じ、症状の重い人は失神することもある恐怖症です。針やハサミ、ナイフ、カッター、鉛筆やペン先、箸のほか、マーカーやキャップをした太めの油性ペン、割り箸、指先すらダメな人もいます。

「尖端恐怖症」ともいわれ、過去における先端についての怖い思い出が起因している場合が多いようです。

歯科治療に用いる医療器具には、先の尖ったものがたくさんあります。ドリルの先はもちろん、歯周ポケットの深さを測るプローブや歯石を取る千枚通しのようなキュレットスケーラー、歯髄を抜き取るときに使うリーマーというスクリュー状の針など、どれも治療ユニット（イス）のそばのテーブルにズラリと並べられているのを見ると、いかにも恐ろしげです。

一般の患者さんでもユニットのテーブルを見て、今からこの器具を使って何をされるのだろう、と怖くなると言いますので、先端恐怖症の人には言うまでもないでしょう。

先端恐怖症は、専門家による心理的アプローチで改善できるといいます。しかし、一般的にはその恐怖の対象を避けることで生活している人が多いようです。

歯科治療では、どうしても先の尖ったものを避けることはできませんので、せめて視界に入らないよう、テーブルの上の器具を隠すなどで対処することになります。事前に歯科医師に告げると対応してくれますので、問診の際に相談しましょう。

そのうえで、気持ちが落ち着く無痛鎮静法を受けることになります。

また、意外なところで「閉所恐怖症」や「パニック障害」の人も、歯科の診察を怖がる傾向がみられます。これらは狭いところや閉ざされた空間、いざというとき逃げられそうにないと思える場所にとてつもない恐怖感を覚える症状です。

例えば、窓のない小さな部屋、飛行機、エレベーター、トンネルなどで発症してしまう、また、精密検査等を受けるMRIが苦手な方もしばしばみられます。

歯科診療は個室での治療になりますし、治療ユニットに座りエプロンを付けられると、拘束されたような気分がするようです。

「治療中のキーンという器械音が怖い」という聴覚過敏という方もいます。確かに耳につく高音の器械音は、今から削るぞ、ほら削るぞとでも言われているように感じ、恐怖を煽るのかもしれません。

器械音を聞くと心拍数や血圧が上がり息苦しくなり、治療中にイスに座っていられなくなってしまうため、治療が受けられません。

さらに治療中、水や切削片がかからないよう小さなタオルを顔にかけるサービスを施すクリニックもありますが、これも強制的に視界を閉ざされた感じがするそうで、逃げ出したくなるといいます。

このように恐怖症を持っているため、とても治療できるはずがないとあきらめている人は少なくありません。

しかし、歯は自己治癒力で治せませんので、放置して治療を先延ばしにしては、いずれ大事な永久歯を失うことになってしまいます。これらの恐怖症について事前に歯科医師に報告すれば、きちんと対処できます。

歯科医療は日進月歩で進んでおり、昔と違って心理面のサポートも十分できるようになりました。どんな恐怖症を持っていても怖がらずに一度、歯科医師に相談することをおすすめします。

第3章　無痛鎮静法の実際

無痛鎮静法の基礎知識

心身のストレスを払拭する無痛鎮静法

歯の治療は受けたいけれど、どうもあのギュンッと神経に響く痛みを我慢できない、キーンと響く耳触りな器械の音が怖い、という患者さんは少なくありません。大人なら我慢できるはずと思うかもしれませんが、幼少のころに怖い思いをした人はトラウマを抱えて、過剰な恐怖心を持つようになります。

そのような方にも効果を表すのが、私の行う無痛鎮静法です。

無痛鎮静法は麻酔薬を静脈に点滴していく方法です。点滴を始めると、間もなくリラックスし恐怖感や不安感も薄れていき、昼寝のようなゆったりした感覚の中で安心して治療を受けることができます。治療時の痛みだけでなく、まずはリラックスさせて心の傷みをゆっくり回復させるという精神面のケアから始まるのです。

また、無痛鎮静法のメリットの一つに、健忘効果があります。これは治療中に何か不快なことがあったとしても、目覚めたときには覚えていないというものです。

例えば、うつらうつらとした意識を残すレベルの鎮静状態で、局所麻酔の注射や水が口の中に入ってきたなどの不快なことが一瞬あったとします。しかし、治療が終わって目覚めると、記憶もすべて消去された状態になっていますので、痛くも怖くもなくスムーズに治療を終えたという自信だけが意識下に残ります。

今まで歯科治療恐怖症などで治療が受けられなかった方が、無痛鎮静法にて一度でも歯科治療を受けることができると自信がつき、トラウマからの脱出も不可能ではありません。

実際に患者さんの中には、数回の無痛鎮痛法による治療後から、普通の局所麻酔だけで治療を受けられるようになる方もいます。

心身にやさしい無痛鎮静法

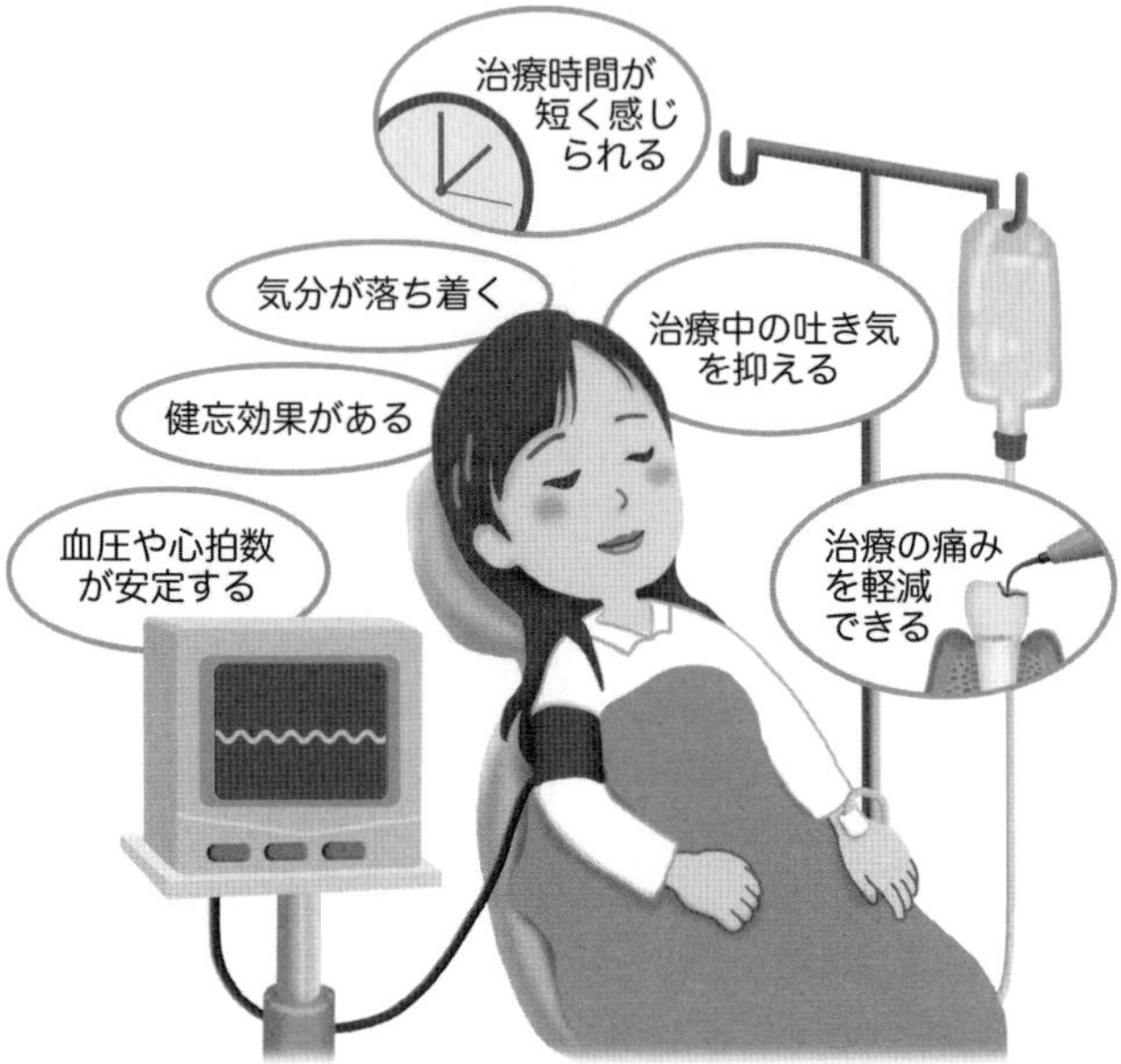

血圧計や呼吸を観察しながら点滴をとって、薬を入れていく。少しずつ眠くなってくるが、全身麻酔のように意識がなくなることはない。意思表示や会話をすることも可能である。

感じ方は人それぞれだが、うたた寝をしているような感覚となり、笑気吸入鎮静法に比べ、より確実な鎮静効果を得ることができる。

無痛鎮静法に適するケースと適さないケース

無痛鎮静法はすべての歯科治療に適用することが可能ですが、患者さんの状態によって適するケースと適さないケースがあります。

まず、無痛鎮静法に適するのは、歯科治療恐怖症を抱える人を中心に、治療へのストレスによって血管迷走神経反射（脳貧血）や過換気症候群（過呼吸発作）、パニック障害などを起こしやすい人も対象となります。また、口の中に指や器具が入ると吐きそうになる嘔吐反射や異常絞扼反射のある人にも、無痛鎮静法は効果的です。

さらに高血圧症や心臓疾患などを抱える人は、治療中に循環器の発作などを起こさないよう、無痛鎮静法で全身を安定状態に導くとスムーズに処置ができます。

これらの疾患などがなく、恐怖症がない場合でも、インプラント治療や重度の口腔内疾患の治療で長時間、体に負担がかかりやすい処置を行わなければならないときなどは無痛鎮静法が適しています。これは患者さんの負担をより軽くして、治療のリスクを抑えることが目的となります。

一方、無痛鎮静法に適さないケースとして第一に挙げられるのは妊娠中の方です。麻酔剤がお腹の赤ちゃんにどんな影響があるかわかりませんので、避けたほうがよいでしょう。また、使用する薬剤にアレルギーがある人はもちろん、適用になりません。

その他、高度な肥満症の人やあごが極端に小さい人、扁桃腺肥大、睡眠時無呼吸症候群などの持病を持つ人は、治療中に気道が塞がるリスクが高いため、慎重に対応する必要があります。このような既往症や持病がある人は正直に申告し、無痛鎮静法を受ける際には歯科医師とよく相談してください。

特に生活習慣病や重度の全身疾患を抱えている場合、呼吸器や循環器などの機能が低下している恐れがありますので、無痛鎮静法は受けられません。

また、かつて一度無痛鎮静法を受けたけれど、突発的にトラブルが発生して途中で止めてしまったという人も避けたほうがよい場合があります。

向精神薬を服薬している人は、投薬期間や症状で考慮されます。患者さんの状態によっては、3日ほど前から服薬を休めば治療に臨めることもありますので、歯科医師とよく相談して決めるとよいでしょう。

2段階の治療

無痛鎮静法を受けるのは歯科治療恐怖症の方がほとんどですので、何度も通院しなくて済むよう、少ない回数で最善の治療を行うため、次の二つの段階を踏んで治療を行っていきます。

第1段階では、痛みや腫れを取り除くための治療を行います。腫れている歯肉を治療する、抜かなければならない歯を抜く、むし歯が大きい場合はむし歯を取り除き、神経の処置をするなどです。

第2段階では、見た目や噛み合わせを回復し、口腔内の健康を維持させる治療を行います。むし歯で穴が開いている場合は、むし歯を取り除き詰め物をする、むし歯が大きい場合は被せる、また、この二つの治療を行うことにより、正しい噛み合わせに導き、口腔全体のバランスを回復させ、再治療を行うことがないようにする、そして、最後に見た目の回復、ハリのある口元を再生する、ということです。

犬や猫などの動物と違い、人間の下顎は前後、左右と、3次元的に色々な方向に動きます。そのため奥歯をきちんとつくらないと前噛みになってしまい、前歯に大きな負担をかけることになってしまいます。ですから基本的な治療の順としては、奥歯の噛み合わせをつくることを優先します。

歯科治療は計画性が非常に大切です。治療の順序も治療成功の大きなポイントとなります。

このように治療をトータルで考え計画的に行い、決して中途半端にならないようにすることが、健康な口腔内状態の長期的維持に繋がるのです。

眠ってしまいたいか、うたた寝感覚にするかは患者が選択できる

無痛鎮静法は、点滴を始めるとすぐに心地よくなり、うとうととうたた寝をしているような感じになります。完全に眠ってしまう方もいれば、ぼんやり意識はあるけれど恐怖心がなくなり、リラックスして治療を受けられる方もいます。もちろん、局所麻酔も行いますので最後まで痛みを感じることなく、安心していられるのです。

中には局所麻酔の注射自体がイヤだという人もいますが、無痛鎮静法により緊張状態で過敏になっていた神経が落ち着き、怖さをあまり感じなくなるので、注射されていることすら気づかない人もいるほどです。

このとき、眠った状態にするか、意識をぼんやり残すようにするかは患者さんの希望に合わせられます。そのうえで恐怖症の程度や体調なども見ながら、麻酔薬を組み合わせてコントロールしていきます。

よく用いられる麻酔薬は、鎮静作用や抗不安作用、健忘作用のあるベンゾジアゼピン系、鎮静作用があり短時間型で目覚めが早いフェノール誘導体、効くのも早いが覚めるのも早く量に注意が必要なチアミラールの3種類です。患者さんの体質や効き方を見ながら、これらの薬剤を一つあるいは複数組み合わせて使います。

いずれも麻酔薬が効いてくるまでじっくり待ってから、処置をしていきます。この待つ時

間を惜しみ、処置しているうちに効いてくるだろうと見切り、治療を始めてしまうと患者さんに痛みを感じさせ、つらい我慢を強いることになってしまいます。

当院にて無痛鎮静法を行った患者さんに、「治療中眠りましたか？」というアンケートを行ったところ、結果は、完全に睡眠状態だった25％、ほぼ寝ていた43％、寝たり起きたりだった23％、比較的意識はあった9％という結果で、ほとんどの患者さんは眠ってしまいます。完全に眠った状態にするか、それとも意識をぼんやり残すようにするかなどは、薬の種類や組み合わせで調整できますので、希望があれば事前に伝えるようにしましょう。

麻酔の効果は、使用する薬の種類や患者さんの体格、体質によっても異なりますが、治療中は状態に合わせて、深く浅くなどを調整して行いますので、途中で切れるという心配はありません。

治療時間については平均1時間、また、2時間近くに及ぶ症例も中にはあります。

無痛鎮静法で治療中の血圧や脈拍も安定する

痛みや恐怖心を我慢するとき、体は大きな緊張状態にあります。特に、恐怖心が強い人ほど心も体もガチガチに固まり、大きなストレスを感じているものです。

そんな過緊張状態で治療を受けるとどうでしょう。

もともと血圧が高い人や心臓に問題を抱えている人などの場合は、過剰なストレスによって偶発的に重篤な症状を発症することも考えられます。

無痛鎮静法は、こうしたリスクを予防するために大変効果的な方法で、安全に治療を受けるための処置であり、決して特別なことではありません。

同じように意識を鎮静させ、眠ったようにする麻酔法に全身麻酔があります。しかし、全身麻酔は脳の中枢神経に強力に作用するため、意識が消失し、痛みを感じなくなるほか、筋肉がゆるんで自分で動かしにくくなり、自律神経の働きや呼吸、循環機能も抑えられます。そこで麻酔医の管理の下、気管に管を通して人工呼吸及び、血圧や心電図のチェックなどを行わなければならず、入院が必要となるほどかなり大がかりな処置になってしまうのです。

それとは異なり無痛鎮静法は完全に意識を失うわけではなく、眠った状態にしていても声をかけて起こすと、ぼんやり目を覚まします。穏やかに作用しますので自律神経も正常に働き、ストレス下にあるときより呼吸や血圧、脈拍など全身状態が非常に安定します。

もちろん安全に行える処置ではありますが、個々の体質や状態によって反応はさまざまですので、血圧や脈拍のチェックなどは必要です。これら酸素濃度や脈拍を測りながら治療をすることを「モニタリング」と呼んでいます。無痛鎮静法での治療時に、酸素濃度や脈拍が大きく変動することがあり、この変動を知り、安全に治療を行うために、このモニタリングを行う必要があります。

また、嘔吐反射がある方は体の自然な反応なので、眠っていても反射が出てしまうのではないかと非常に心配されます。嘔吐反射は、治療への恐怖という強いストレスで体が反応するケースが多いのですが、薬剤には、吐き気を抑える作用も含まれていますし、さらに、鎮静作用でリラックスするため、嘔吐反射のようなストレス反応も軽減、または消失し、安心して治療を受けることができます。

無痛鎮静法の安全性

無痛鎮静法は極めて安全性が高く、手術終了後は速やかに麻酔から覚めます。適正な量と適正な時間内での使用であれば、副作用・合併症などはほとんどないといってよいでしょう。

ただし、稀ではありますが、そのときの患者さんの体調などにより、副作用・合併症が起こることがあります。麻酔からの覚めの遅れ、めまい・ふらつき、気分不良、嘔吐・嘔気、頭痛、発熱、だるさ、しびれ、血管痛、点滴注射部位の内出血、アレルギー、ショックなどです。自分自身による体調管理も治療を成功させる大切なポイントの一つとなりますので、治療が決まったら、日々、体の調子をきちんと整えて、治療当日に臨めるよう注意を払いましょう。

また、無痛鎮静法は極めて安全性が高く、安心して受けられる治療法ですが、唯一デメリットがあります。それは、治療が始まるとボーッとして「治療途中の同意が得られない」ということです。ですから事前の意思確認、患者さんと歯科医師の共通認識が必要で、最終的な治療目標の方向性をしっかり決めることが大切です。

また、現在、無痛鎮静法は保険を使用することはできません。すべて自費診療になり、費用は使用する薬の種類などによって異なりますので、最初のカウンセリング時にきちんと確認をしておきましょう。

無痛鎮静法による実際の治療

治療準備の進め方

患者さんは初診からいきなり治療が始まると思って、ビクビクしながら訪れますが、そんなことはありません。まずは、カウンセリングでよく話を聞いて歯の状態から、恐怖症の程度、患者さんの性格や生活スタイルなどを把握します。そのうえで、どんな治療が必要か考えて次回の予約を入れ、そこからスタートになるのです。

では、おおまかな治療の流れをみていきましょう。

①一般的な問診票への記入

受付を済ませたら、渡された問診票に待合室で自分の症状をできるだけ詳しく書きます。これはカウンセリングで聞かれることとほぼ同じですので、ひと通り書いておけば質問・回答がスムーズに行われるでしょう。

②無痛鎮静法問診票への記入

無痛治療に特化したアンケート形式の問診票にチェックを入れてもらいます。より詳しく患者さんの苦手とする処置を読み取るためで、次のような項目になります。

※苦手な項目にチェックを入れる。

・治療中の音
・根の治療のチクッとした感じ
・歯茎麻酔のチクッとした感じ
・歯茎麻酔のジワーッとした感じ
・「痛かったら手を上げてくださーい」と言われたのにもかかわらず、「我慢してくださーい」と言われ痛いまま治療された
・歯茎麻酔をされずにガンガン削られて以来トラウマとなった
・歯医者の臭いそのもの
・幼少期に押さえつけられて治療されたトラウマ
・歯型を取るときゲーッとし、涙ながらだった
・歯を削られているとき、舌やほっぺたの粘膜を傷つけられた
・治療中ずっと口を開けているのがつらい

③カウンセリング

いわゆる問診です。主治医にはどういうことで困っているのか、歯が痛いのか、グラグラしているのか、歯石を取りたいのか何でも話しましょう。また、治療が怖くなったきっかけやトラウマの原因、どういう処置が苦手か、どこまでなら平気かなど時間をかけて聞いていきますので、あせらずに思い出しながら答えるとよいでしょう。

口を開けて歯をツンツンつつきながら状態をチェックするくらいなら大丈夫の人もいれば、口を長く開けていられない顎関節症の人、口の中に触れられるのもダメな嘔吐反射の人などさまざまですので、恥ずかしがらずに何でも話すことが大切です。

④診察と撮影

簡単に口の中を診て、レントゲンや写真撮影をします。嘔吐反射のある方や恐怖心の強い方は、無痛鎮静法を施してから十分配慮して検査や撮影を行います。最初はチェックするだけですので、もちろん痛いことは全くなく、この診察と撮影がスムーズにできると意外と自信がつく方もいます。

⑤治療計画

レントゲン写真などを一緒に見ながら、どの歯がどのくらい傷んでいるのかを説明し、今後の治療についてわかりやすくお話しします。このとき、患者さんの要望について、どういう治療をしたいかなどを詳しく伺います。抜けた歯をブリッジで整えるか、インプラントにするか、インプラントは怖いけど最初の治療で自信がついたら受けてみたいなど、今後の方針を一緒に考えていきます。

初回来院日は口腔内状態の把握のみとなり、直ちに無痛鎮静法による治療は原則行いません。しかし、強い痛みがある、緊急性がある、特別な希望があるなどの場合は、当日の予約状況により、無痛鎮静法を行うことも可能です。

通常、治療を行わない場合は、次の予約を取り、帰宅します。

治療当日の流れ

無痛鎮静法を行う治療当日の流れを説明します。

①担当医が当日行う処置の内容を説明します。
②心拍数・酸素飽和度・血圧などのバイタルサインをモニターする計器を装着します。
③腕の静脈に点滴の針（シリコン製）を入れ、点滴を開始します。
④徐々に麻酔を注入し、「無痛鎮静」状態になります。
⑤必要な歯科治療を行います。
⑥治療終了後は、意識がはっきりするまで院内で休んでもらいます。

鎮静からの回復に対しては個人差が大きく、「何分休んだら大丈夫」とは一概にいえません。術中の薬剤の効果や投与量、投与時間、経過時間などを総合的に判断したうえで、歯科医師が帰宅を促します。帰宅目安として、「ふらつきがなく目を閉じた状態でまっすぐ立てること」「意識が鮮明で血圧や呼吸の状態に異常がないこと」「口からの摂取が可能で嘔吐がないこと」などの条件を満たすことが望ましいです。

最後に、その回ごとの治療内容と次回の予定を書面にて渡して治療を終了します。

治療前日・当日の注意点

無痛鎮静法を行うにあたってはいくつかの注意点がありますので、これらはしっかりと守らなければなりません。

・食事
前日はアルコール摂取を避けましょう。

当日は消化のよい食べ物を摂り、予約3時間前から、食事は摂らないようにしましょう。

・水分
予約1時間前から、飲み物を摂らないようにしましょう。

・服装
点滴、モニタリングなどを行うため、マニキュアは落とし、時計、貴金属類は外すようにしましょう。

締め付けられる服装は避け、なるべくゆったりとした、楽な服を着用しましょう。

・その他
治療中はお手洗いに行けないので、治療前に必ず行くようにしましょう。

体調管理を心がけ、もし当日に体調不良がある場合は必ず事前に申し出ましょう。

治療後の注意点

無痛鎮静法で歯科治療を行った後は、次のような注意点があります。

・運動

もちろん個人差はありますが、帰宅途中で眠くなることがありますので、ランニングやスポーツクラブなどでの激しい運動は避け、ゆっくり休むことが必要です。

・アルコール

治療を行った日のアルコール摂取は原則禁止です。

アルコール摂取により、血圧が上がり、治癒するために必要な毛細血管の閉鎖が妨げられ、再出血を起こして、傷口の治癒に支障が生じる可能性が高くなります。

また、治療後は鎮痛剤や抗生物質が処方されますが、薬の服用中にアルコールを摂取してしまうと、人により体に発疹が出たり、異常な反応が出てしまったりすることもあるため、治療後当日、アルコール摂取は禁止になります。

・運転

無痛鎮静法で治療を行った後は、帰宅時の車、バイク、自転車の運転は禁止です。わずかに眠気が残ることで、反射神経が鈍っている可能性があるためです。

特に注意が必要な場合

次のような方には特に注意をしてほしいことがあります。

無痛鎮静法を行うのは高齢の方の年齢制限は特にありません。しかし、高齢者の方は肝機能や腎機能が低下していることが多く、循環器系等への副作用が現れやすい場合があり、通常より投与速度を減速するなど、全身状態を観察しながら慎重に投与することが必要になります。その点を本人また家族の方に理解していただきます。通常、治療当日に付き添いの必要はありませんが、高齢で持病がある方などは、家族の付き添いがあった方がよいでしょう。

出産したばかりで授乳中の女性は、赤ちゃんへの影響を気にされると思いますが、施術後、2、3日授乳を中止すると問題はありません。

初診時など1人では不安だという方は、家族の方と一緒に説明を受けていただくといいかもしれません。

また、不眠症で睡眠導入剤を飲んでいる方も服用については特に問題はありません。しかし、できれば治療を行う日の2、3日前から服用を止めるようお話しています。

精神科などでベンゾジアゼピン系の抗不安薬などを処方されている方の場合、ベンゾジアゼピン系の鎮静薬に反応しないことが多いため注意が必要です。そのような場合には、事前にきちんと伝えることが大切です。

無痛鎮静法による治療成功のために必要なこと

歯科医師の高い技術と患者との信頼関係が必須

無痛鎮静法を導入する場合は、歯の状態がかなり悪い方や重度の疾患を抱えた方が多く訪れることを想定しなければなりません。そのため、口腔外科関連から麻酔学、さらに心の傷の深い患者さんに対応するための心理学や言語学を学んで、コミュニケーション能力を向上させるなど、歯科医師には幅広い知識や技術が必要とされます。

また、歯科医師であれば静脈へ注射をすることはできますが、訓練を積まないとスムーズに的確に針を刺すことはできません。そのため歯科大学を卒業後、麻酔学の講座に入ったり、さまざまな勉強会やセミナーに参加したりして、口から全身に関することの知識を深めていかなければなりません。

麻酔剤にもいくつか種類があり、患者さんの体調や体質を考慮して調整しなければなりませんので、それぞれの効用や取り扱い方法を学び、深い専門知識が必要とされます。

これらの知識や技術は時間を惜しまず、積極的にトレーニングを行って身につけていかなければならないため、医師や歯科医師なら誰でも点滴麻酔をやっていい、といっても、その実、誰にでも安易にできるものではないのだといえるでしょう。

つまり、無痛鎮静法をきちんと行い治療を成功させるためには、歯科医師の高い技術や治療環境が重要になり、歯科医師に豊富な経験があることが重要なポイントになります。

麻酔はしっかり効いているはずなのに、それでも痛みを感じる場合があります。それは、麻酔が心理的要因に関係してくるためです。そのためにも患者と信頼関係をつくることが大切大切です。安心できる環境の下で治療を受けることが、成功への第一歩といえます。

重要なカウンセリング

患者さんの症状や患部の状態、その心情に至るまでしっかり把握してこその無痛鎮静法ですので、カウンセリングはまめに行うのが基本と考えます。

初診時のカウンセリングは最も重要で、無痛鎮静法を受けるに至った経緯をじっくり伺うことから始めて、その患者さんの性格や恐怖症のレベルなどを判断していきます。物理的に痛みを怖れているのか、それともトラウマによって無意識に怖れているのか、嘔吐反射で口に触れられるのがイヤなのか、どういう問題を抱えているかを知れば治療における薬剤の選び方やスタッフの対処の仕方、雰囲気づくりなどに反映させることができます。

一度ではなかなか心を開けない方やカウンセリングを受けてもなお、治療を受ける自信が出ない方もいます。こうした患者さんの気持ちを受け入れ、粘り強く話を聞く姿勢を大切にしなければならず、いちばんに心がけなければならないのが、同意です。つらい気持ちやイヤだった記憶を話ししてもらうとき、「勘違いですよ」などと否定するのではなく、「それはつらかったですね」と同意することで患者さんは安心できるのです。

歯科治療が怖いという患者さんの多くは、歯科治療恐怖症を抱えています。そういう自分を責めたり、恥ずかしく思っていたりしますので、まずはそうした負の感情を解消してあげることが重要です。誰でも歯科治療は怖いこと、勇気が出せずに治療を受けられないのはワガママや臆病でもなく、どんな人でもあり得るということを説明します。自分だけ特別にダメだと思いこんでいる方は、負の感情の連鎖でますます自信がなくなってしまいますから、スパイラルを断ち切るために「ダメじゃない自分」を思い出してもらうのです。

当院を訪れた患者さんでも、初診カウンセリングを受けたあと結局、治療に来る勇気が出なくて何年も経ってから訪れるというケースもみられます。そうした場合、口の中はひどい惨状に陥っており、その方に治療を受ける勇気を出してあげられなかったことを、歯科医師としてとても後悔します。そのため、カウンセリングは何度も納得いくまで行う必要があるのです。

初診でしっかり話を伺い、さまざまな観点から患者さんについて把握し、ようやく治療へと進みます。しかしやっと覚悟を決めて治療に来ても、まだ怖くて待合室で肩を落としている患者さんは少なくありません。そのような場合は、いきなり診療室へ行かずに、まずは治療や手術の前にも診察室へ案内し、再度カウンセリングを行います。今日の気分や治療がいかに安心、安全で痛くも怖くもないかを説明し、同じような症例で快適に治療できた方について紹介します。自分と似たケースの成功例を聞くことで安心感や信頼感が生まれ、そこでやっとスタート地点に立てるのです。カウンセリングは信頼関係を築くもので、治療を成功へ導く重要なカテゴリーなのです。

時間的余裕の大切さ

歯科医院の多くは1日に何十人も予約を入れ、タイムスケジュールに従ってどんどん治療をしていきます。歯科医院をしっかり運営するためには、1日平均30人は診る必要があり、1時間に4人ほどに対応していかなければならないようです。つまり、1人に対する時間はたった15分で、これでは十分な説明も受けられませんし、丁寧な診療をしてもらえるか私でさえ不安を感じます。

無痛鎮静法を行うにはそれでは時間が短すぎますし、患者さんの不安にも対応できないでしょう。そのため一人ひとりにかける診療時間は、余裕を持って取る必要があります。例えば、当院は1日に8~10人の患者さんしか予約を入れていません。カウンセリングだけでも20分前後かけてじっくり話を聞きます。もちろんたっぷり時間を取って予約を入れていますので、ほかの患者さんと会うことなく、時間を気にせず話すことができます。

カウンセリングだけで次回から診察、治療に入る人もいますが、気落ちがほぐれて少し勇気を出せるという人は当日、診察までできることもあります。希望によって、初診時から無痛鎮静法を行うこともできます。実際に治療が始まるのは初診の次からで、これが1回目の治療になり、時間をかけて丁寧に処置していきます。治療2回目は、残りの処置に加え、あらためてカウンセリングも行います。

　トラウマを抱えている患者さんは、心の傷が深いため、なかなか恐怖症が消えません。一度は勇気を出して治療を受けても、また恐怖感をあおられて受診できなくなるケースもしばしばみられます。そのため、治療を進めながらまめに話を聞き、自信をつけてもらうのも歯科医師の役目だと思っています。

　治療が終わってからその日の気分を伺い、次はこういう治療をします、これくらいの時間がかかりますなど説明して、理解を求めます。このように少しずつ段階を踏み、一つひとつ乗り越えていくことが患者さんの凍った心を溶かすことに繋がるのです。

　時間に余裕があると、ゆっくりと話すとこもできますし、歯科衛生士によるブラッシング指導も、より慎重に綿密に進めることが可能です。正しいブラッシング法を身につけることで、成人の約８割がかかっているといわれる歯周病の予防もでき、治療後の再発も防げますので、しっかり学んでもらいたいケアといえます。

　歯科恐怖症の患者さんは、歯にたくさん問題を抱えていることが多く、また自信も失っていますので、指導通りの歯みがきができたときに、褒めてもらうだけでも心が和らぐものです。こうした歯科医師やスタッフたちが一つになって、１人の患者さんを支えるという姿勢はとても大切で、治療を支える大きな柱といえるでしょう。

最先端の器材でより安全な治療

　無痛鎮静法は全身麻酔と違って、人工呼吸器などの大がかりな器材や専門の麻酔医も必要なく、リスクの少ない麻酔法だといえます。しかし、どんな治療にもリスクが全くないとは言い切れませんので、患者さんが鎮静状態にある間の全身管理は、確実に行わなければなりません。そのために生体監視モニターは、必ず設置する必要があります。

　基本的に歯科治療に用いる麻酔薬は、意識は消失しますが全身麻酔のように呼吸中枢に影響は及ぼさないので、自発呼吸はしっかりとできるものです。しかし、ベンゾジアゼピン系の薬剤のみ呼吸が弱くなる特徴があり、舌の根元が落ち込んで呼吸がしづらくなったりしますので、呼吸管理は非常に重要になってきます。

　歯の状態の悪い人の中には、生活習慣病も抱えているケースが少なくありません。むしろ歯や歯周病の原因菌が血液に乗って体中を移動し、血管を傷め、脳や心臓疾患を引き起こすことがあるからです。これらの持病を持っている場合は、歯の治療中に体調を崩すことがないとも限らないので、十分に注意して管理を怠らないようにします。

　麻酔剤を投与する点滴装置は、薬液の量や体に流す速度、終了時間まで設定し、自動管理できるようになっています。治療が長引くときなどは途中で変更することもできますので、最後まで安心して身を委ねられます。

麻酔剤だけでなく、注射をするときも電動麻酔で薬剤をゆっくり注入できますから、痛みをより軽くすることが可能です。針を刺されるときのチクッとした感覚もイヤだけど、薬を入れられるときのジワーッとした感じも苦手という方には、非常に適したアイテムです。

口腔外科領域の治療を行うとき、あごの硬い骨などを削る超音波骨切削装置は、そばにある粘膜や軟らかい組織を傷つけず、素早く硬い患部のみを取り除くことが可能なので、患者さんの体への負担も軽くなります。

最先端歯科医療の分野で、血液分離装置という機器がありますが、これは患者さんから血液を採取し、その場で遠心分離装置にかけて濃縮血小板をつくるものです。血小板の中にはさまざまな成長因子が含まれますので、本人のものを患部に使うと高い修復能力で傷が治癒し、歯肉やあごの骨の再生が早くなるのです。

知覚過敏のある方は、冷たい水が口の中に入ってくるだけで痛いといいますし、嘔吐反射のある方は溺れそうな感覚になるようです。これらは、ややぬるめの水を使用することで、痛みの緩和に繋がります。

他にも息苦しさを抑えるため、ベストなタイミングで吸引して口の中に水を溜めないようにするのなども技術の一つです。このとき、的確に水や唾液のみを吸い取り、舌や頬を不用意に吸わない「排唾管」という特殊な器具を用いると、より患者さんの負担が軽減されます。

最先端器材のいろいろ

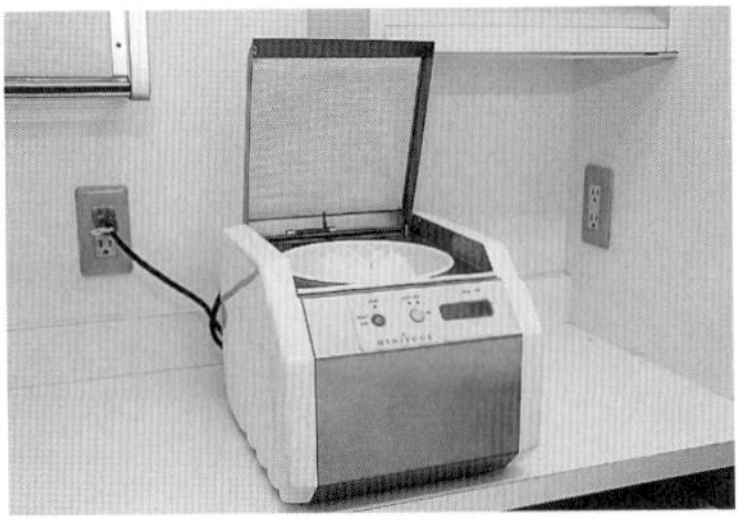

血液分離装置

血液から濃縮血小板を作製する。

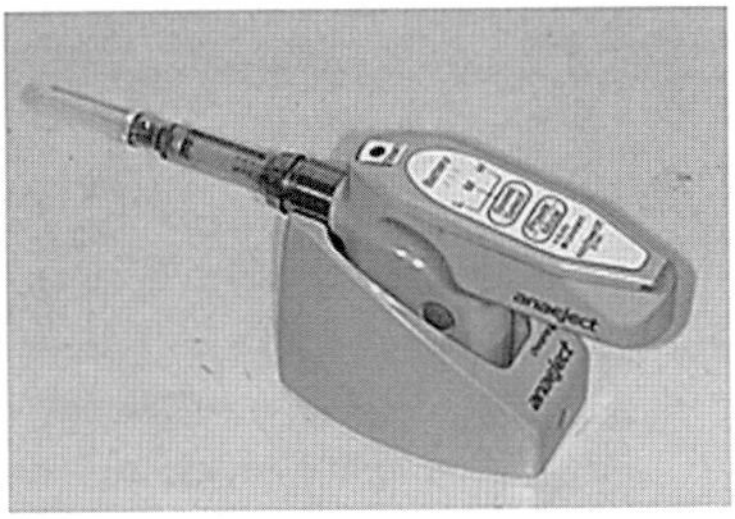

電動麻酔

麻酔液を自動でゆっくりと注入することができる。

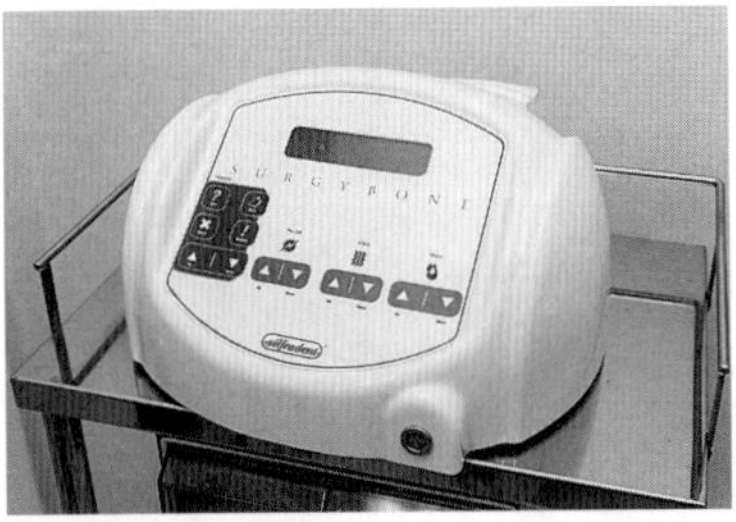

超音波骨切削装置

3 次元超音波振動で骨などの硬い組織を削る。

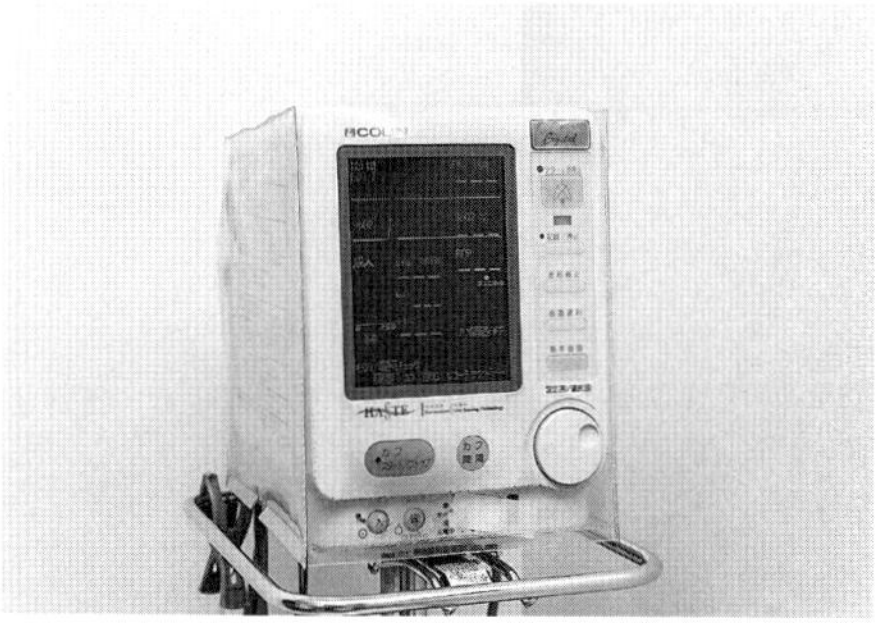

生体監視モニター
脈拍・血圧・酸素飽和度を同時に計測し、急な体調変化に対応でき安全かつ安心な治療を提供することができる。

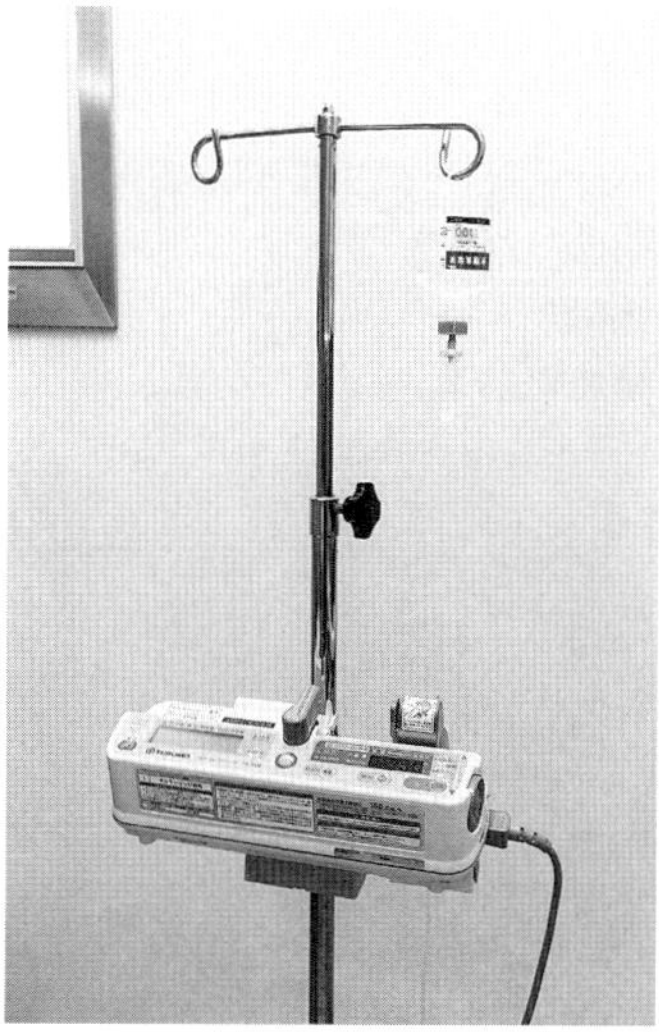

点滴装置
麻酔薬の投与経路として、点滴を行う。

整った院内環境

近頃はプライバシーを守るため、診療室がドアで完全に仕切られた個室になっている歯科医院も増えてきました。歯科治療では歯を削りますので、空気中に削りカスや金属の粉が浮遊します。もちろん室内には空気清浄機も設置されていますが、他人の粉塵を吸って菌に感染することもあるため防御は必要です。

しかし、治療を怖がる患者さんは閉じ込められる気がするようで、個室に入るのもためらうケースがあります。そのため私の医院は内装に工夫を凝らし、段差を付けたり、入り口の向きを変えるなどして外からは見えづらく、内側からは開放的に見える個室にしています。もちろんドアもあり、患者さんが無痛鎮静法で休まれて治療する際は閉じています。

治療イスには心を穏やかにして睡眠を促すブルーや、緊張感を和らげて気持ちを前向きにするオレンジのものを使っています。

また、治療に使う器具類は鋭い針のようなものや大小のドリルが並び、いかにも恐ろしげです。恐怖症の患者さんはこれらを目にするだけで、治療室に入るのも怖いといいます。そこで治療器具をできるだけ目につかないように工夫し、患者さんに安心してもらうことを優先しています。

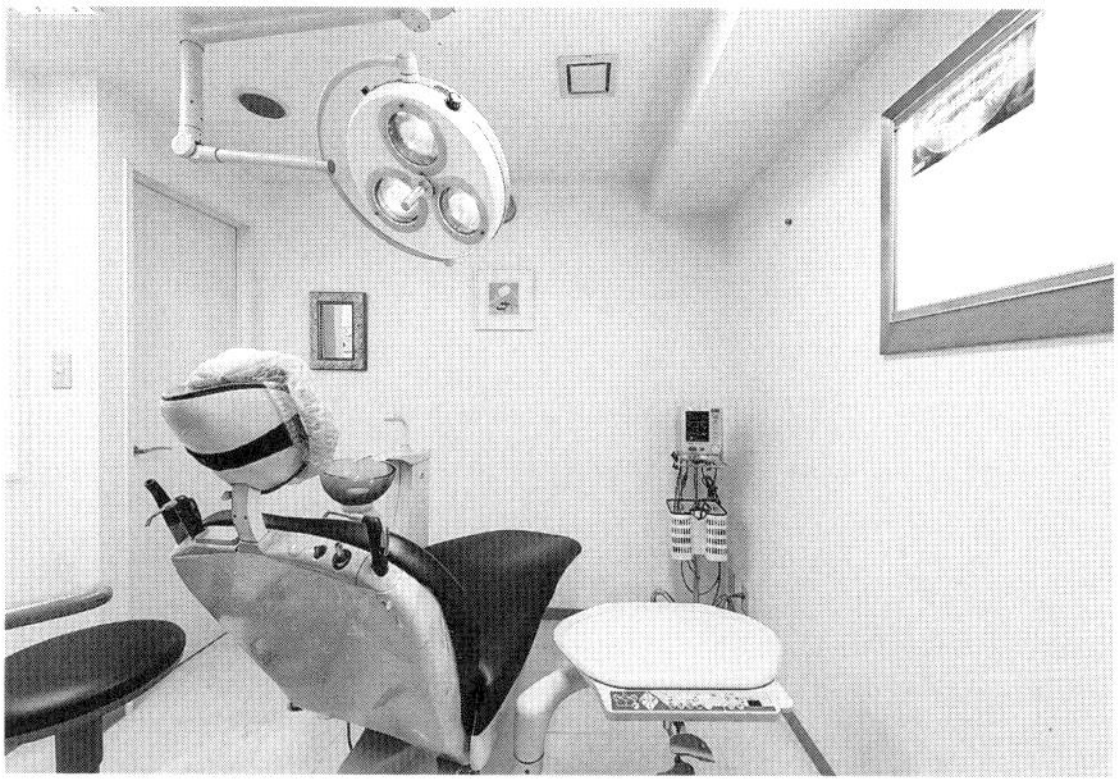

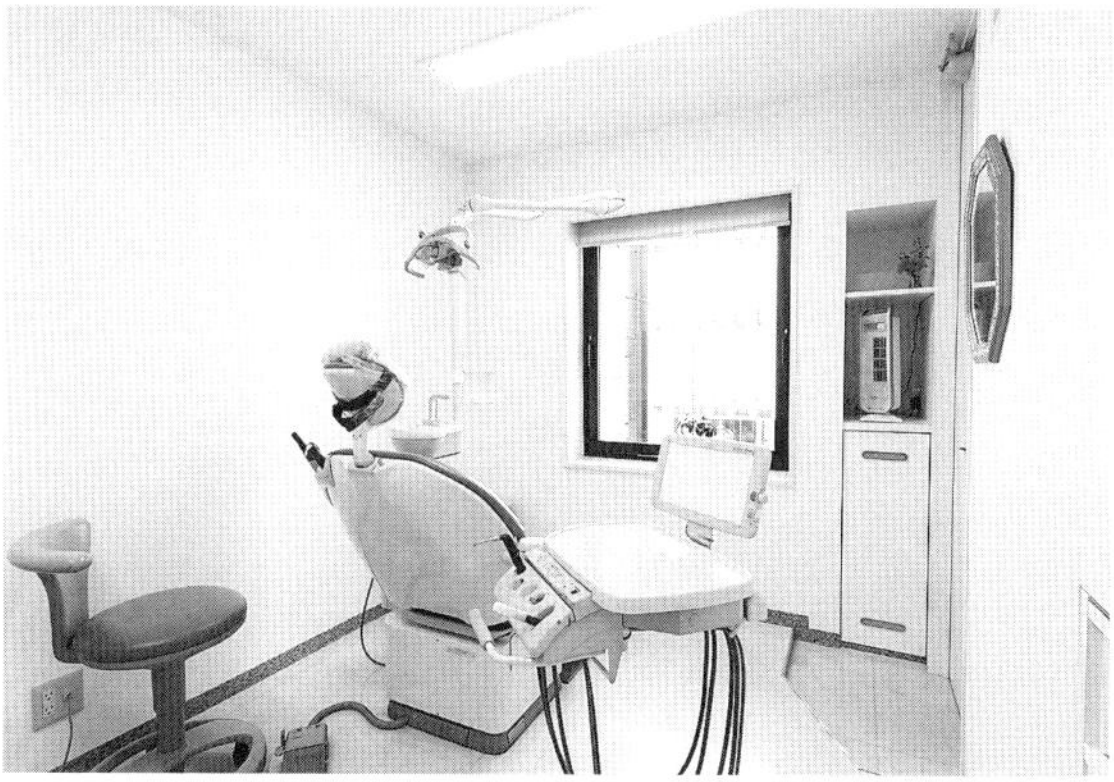

睡眠を促すブルー、気持ちを前向きにするオレンジをチェアーにあしらったセミオープンな診療室。

第４章　無痛鎮静法施術症例

無痛鎮静法を利用したさまざまな症例

本章では、患者さんが無痛鎮静法を選択されることの多い処置を、実際の症例に基づき解説していきます。

審美治療

白く輝き、歯並びの整った歯は健康的で清潔感にあふれ、人と交流するときなどにも良い印象を与えるものです。しかし、病気や先天的影響、加齢、食生活などで黄ばみ、茶色く変色してしまう場合があります。

また、笑うと歯肉が非常に目立つガミースマイル、歯肉がピンク色ではなく赤黒いタイプなど、口周りにコンプレックスを抱いている人は少なくありません。

こうした悩みに対処するのが審美治療です。

診療内容には、セラミック矯正を中心に、欠損した歯の修復、歯肉の色改善、また口腔外科領域になりますが、ガミースマイル治療、受け口やしゃくれなどあごの変形症改善ほか、さまざまな治療法があります。

これらの治療を行うとき、無痛鎮静法を選択される方がほとんどです。

症例①　無痛鎮静法下で行った ラミネートベニア治療（1）

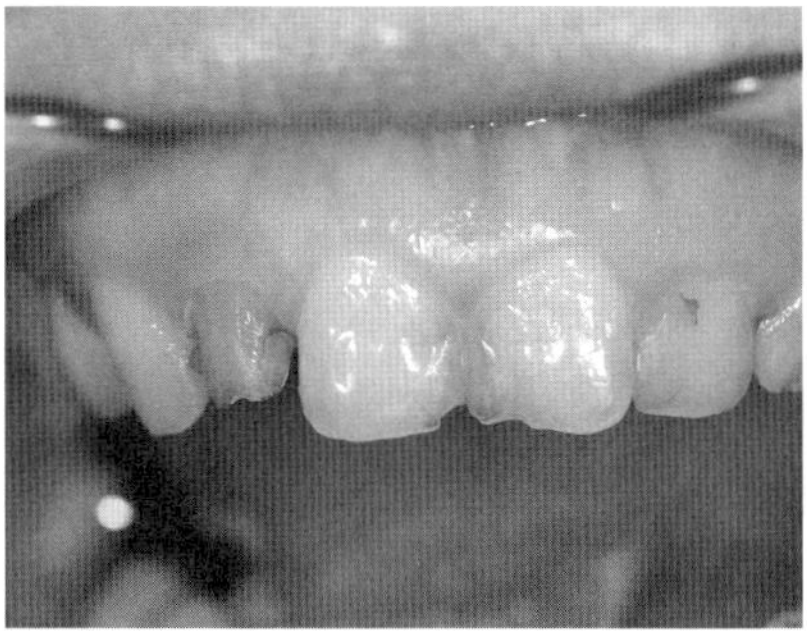

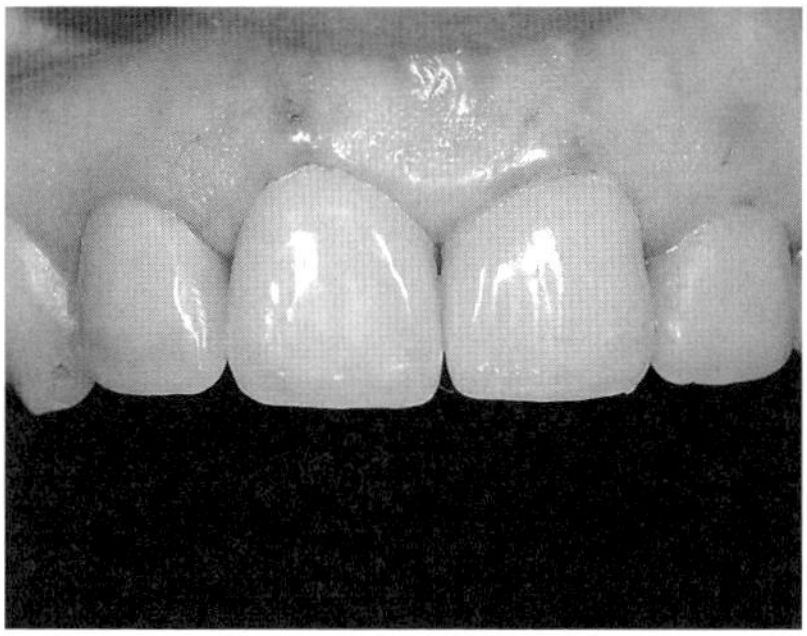

歯の唇側の面を薄く削り、周囲の歯と色や形の調和が取れた薄いセラミックの歯を専用のボンドで接着する治療法。無痛鎮静法下で行うことにより、痛みもなく、侵襲も少なく、歯の色や形が美しく整う。

症例②　無痛鎮静法下で行った
ラミネートベニア治療（2）

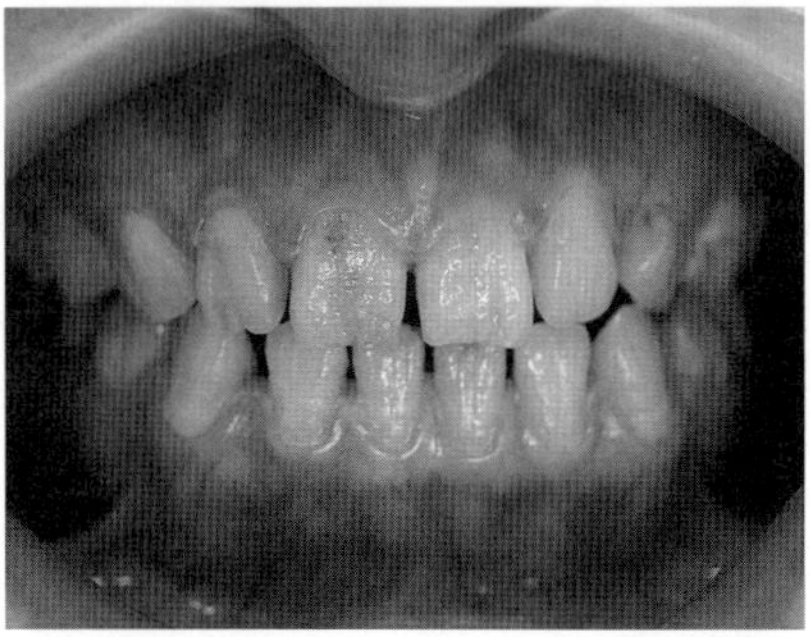

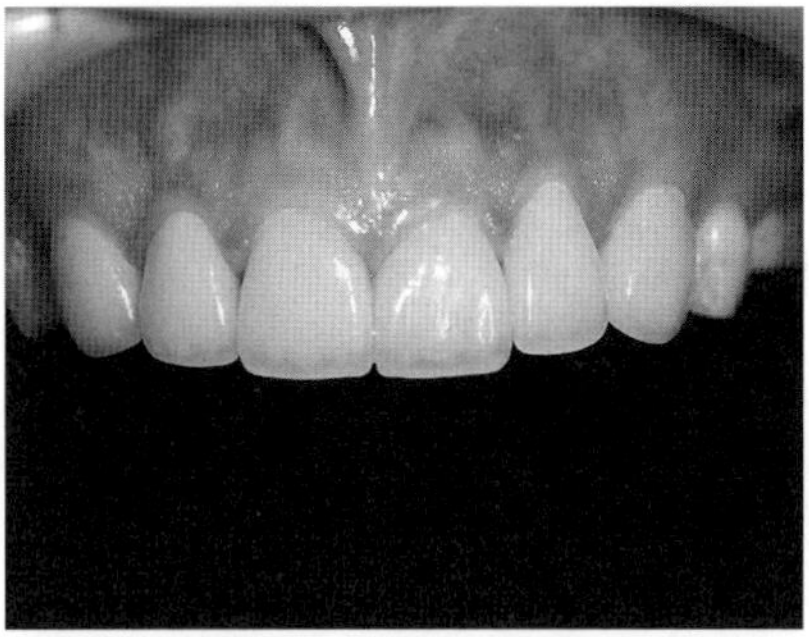

幼いころから「すきっ歯」を気にされていた患者さん。歯科恐怖症のためなかなか受診できずにいたが、無痛鎮静法で眠っているうちに治療できることを知り、永年のコンプレックスが解消された症例。

症例③　無痛鎮静法下で行った
歯冠長延長術（ガミースマイルの治療）

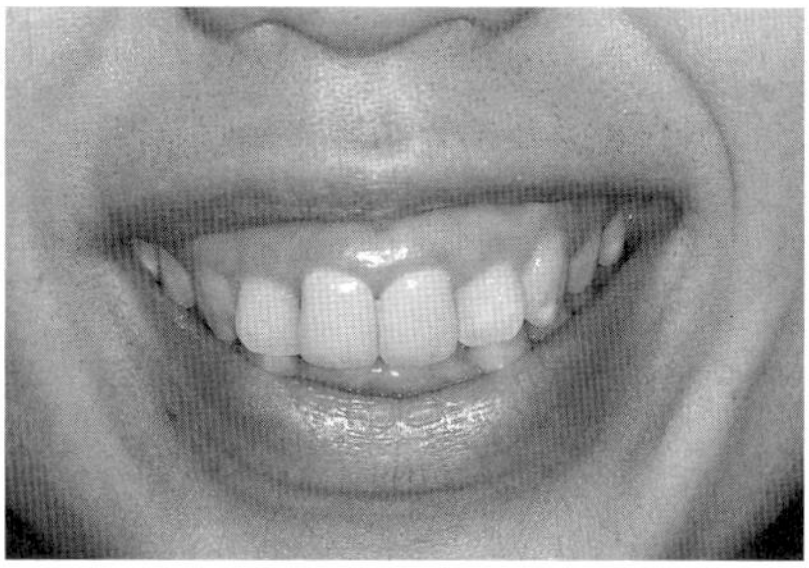

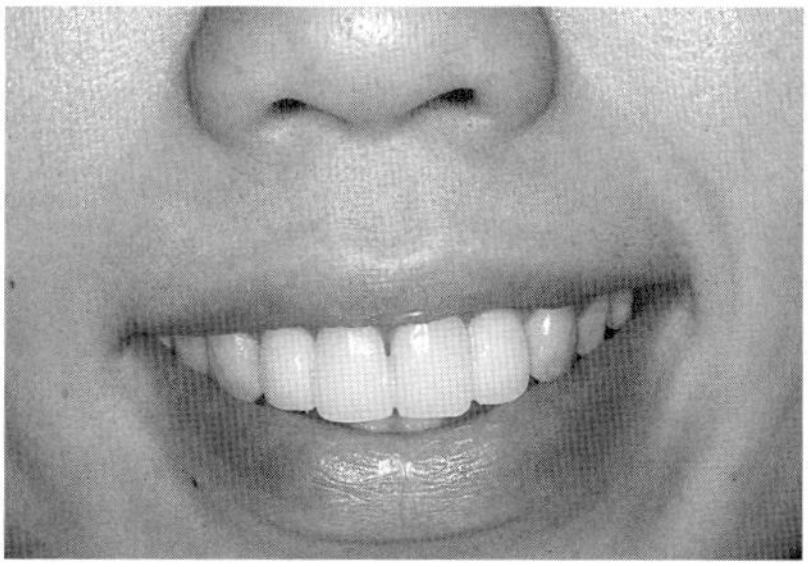

笑ったときに、歯茎がしっかり見えてしまうガミースマイル。笑うときも話をするときも、口元を手で覆ってしまっていた患者さん。
歯肉を切開するため痛みが怖く、治療には躊躇をしていたが、無痛鎮静法下で治療可能なことを知り、思い切って治療を受けられ、心からの笑顔を手に入れた症例。

クリーニング

歯の着色汚れが気になって来院された方のクリーニングの症例です。紅茶やコーヒー、ワインなどをよく摂取されるということで、全体的に着色汚れが見られ、数年ぶりの歯科治療ということもあり、歯石も多く沈着していました。

歯石を取るときの振動や刺さるような痛み、口を長い時間開けているのが苦手ということで、無痛鎮静法でのクリーニングを希望されました。

全体的なクリーニングが終わり、鏡で口の中を見たときに「今まで歯の汚れが気になってあまり口を開けて笑ったり話したりできなかったが、これからは気にしないでよくなった」と、とても満足している様子でした。

無痛鎮静法は治療だけでなく、クリーニングのみの場合にも効果が得られることを実感していただいた症例でした。

タバコを1日1箱以上吸うため、ヤニが気になると受診された男性も無痛鎮静法下でクリーニングを行い、痛みなくリラックスしてきれいになれたことを満足していました。

また、仮歯を作成するための歯型取りが苦手な方の症例も多く見られます。このように実際の型取りといった、治療の前段階に行う処置に関しても、無痛鎮静法下で行うことが可能です。

症例④　無痛鎮静法下で行った　オフィスクリーニング

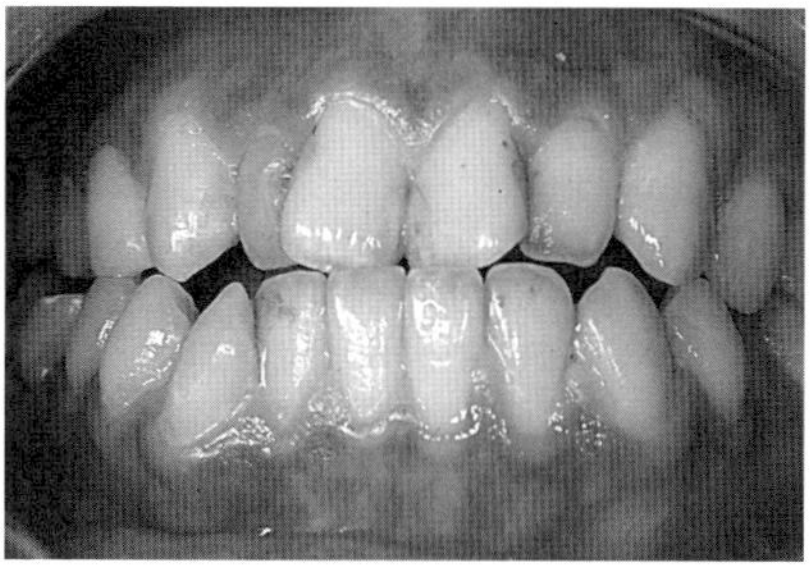

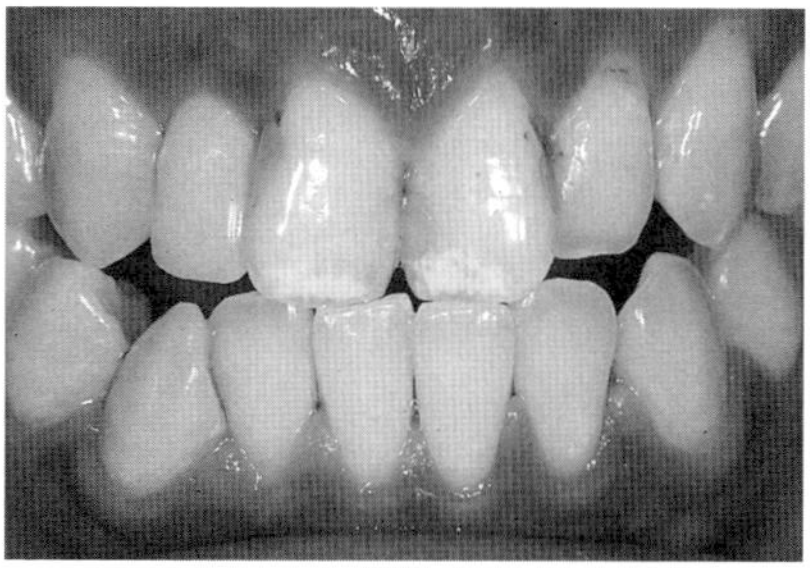

歯の着色汚れを気にされての来院。歯石を取るときの痛みが苦手という方には、無痛鎮静法下でのクリーニングを行う。無痛鎮静法を利用しての治療では、長い時間、口を開けていることも苦痛ではないため、今後は定期的にクリーニングに通えるようになり、結果的に良好な口腔状態の継続が可能となる。

歯周病治療（歯石除去）

歯を磨くたびに出血がひどくなり、また徐々に物も噛みにくくなってきたと、受診される患者さんの口の中を拝見すると、口腔内全体に多量の歯石が付着していて、レントゲンで確認すると、歯周病で骨が溶けている状態でありました。ここまでくると全体的な歯周病治療が必要となり1〜2回の通院で治るものでありません。

歯石を取るときのガリガリとした音、頭に響く感じが非常に苦痛という患者さんはとても多く、歯石取りの必要性は十分わかってはいたが、怖くてなかなか歯科医院に行くことができなかったという方がほとんどです。

無痛鎮静法を併用しての歯茎の奥の歯石除去は、歯を削る器械の音さえも気にならなくなるほど快適に治療を受けられます。

歯周病の進行

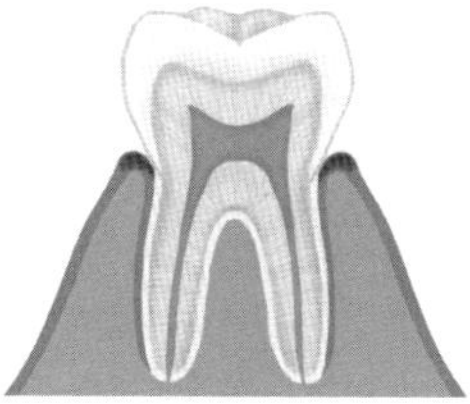

歯肉炎（ポケット１～３㎜）
歯肉が炎症を起こし、ブラッシングで出血することもある。歯肉のみの炎症でこの段階では骨までは影響は出ない。正しいブラッシングケア、歯石の除去を行えば完治可能。

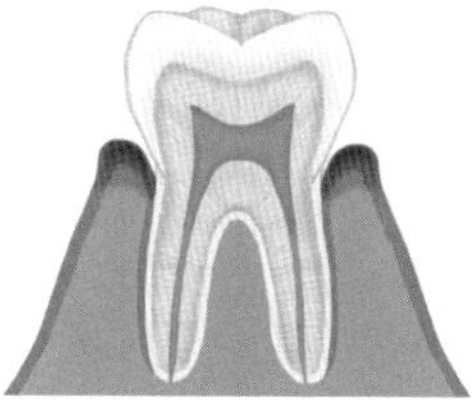

軽度歯周病（ポケット３～４㎜）
歯肉の炎症が進行し、骨が溶けはじめる。歯肉下側の歯石を取り除き正しいケアを行えば、完治可能。

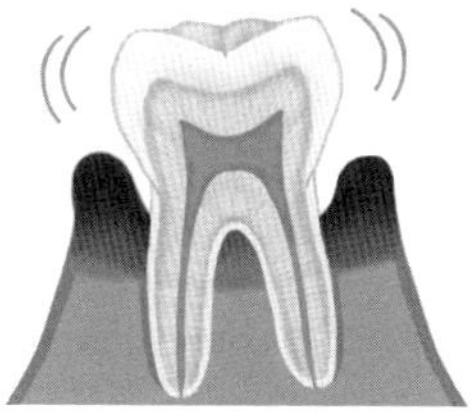

中度歯周病（ポケット５～６㎜）
歯を支えている骨が溶け、歯肉が腫れる、出血する、グラグラするなどの症状が現れる。歯周病の専門治療が必要になる。

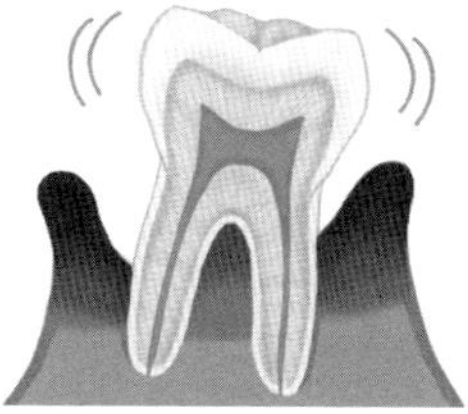

重度歯周病（ポケット７㎜以上）
歯を支えている骨が大きく溶けてくる。場合によっては歯を抜かなければならないことも。歯周病の専門治療が必要になる。

歯周病治療（ＰＭＴＣ）

歯周病ケアは歯石除去とブラッシングが中心ですが、定期メンテナンスも欠かすことはできません。一度取っても歯石はまた自然に付着しがちなので、歯科衛生士による専門的クリーニングが必要です。このような専門家による歯のクリーニングをＰＭＴＣといいます。

ＰＭＴＣは歯石を除去したあと、歯面の歯垢やステイン（着色汚れ）をよく磨いて落とす処置を指します。ラバーカップや特殊なブラシを用いて、清掃用のペーストを塗ったうえでしっかり汚れを落としていきます。

またジェット噴射の器械を使って、水とパウダーで落とすクリーニング法もあります。これらの処置によって、歯垢や歯石のほか、タバコのヤニ、コーヒーやお茶による着色汚れもすっきり落とすことができます。このケアは柔らかいラバーカップやブラシなどで行うため、痛みはほとんど感じません。音もブイ～ンという鈍い音がするだけなので、恐怖感もないと思われます。恐怖症のある人でどうしても怖いという場合はもちろん無痛鎮静法を採用しますが、一般的に麻酔はしなくてもできるケアです。恐怖症がある人も心理的に大丈夫なら、無麻酔で試してみてください。

ＰＭＴＣは歯面をツルツルにして、汚れが付着しにくい健康な状態に整えるものです。一定期間を過ぎると効果は薄れて再び歯石などがつくようになりますので、定期的にメンテナンスをすることを奨励します。

症例⑤　無痛鎮静法下で行った歯科衛生士による専門のクリーニングＰＭＴＣ

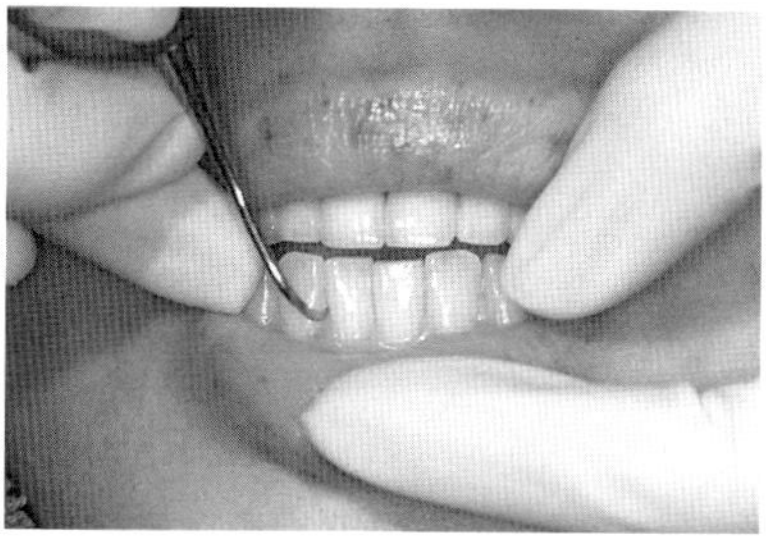

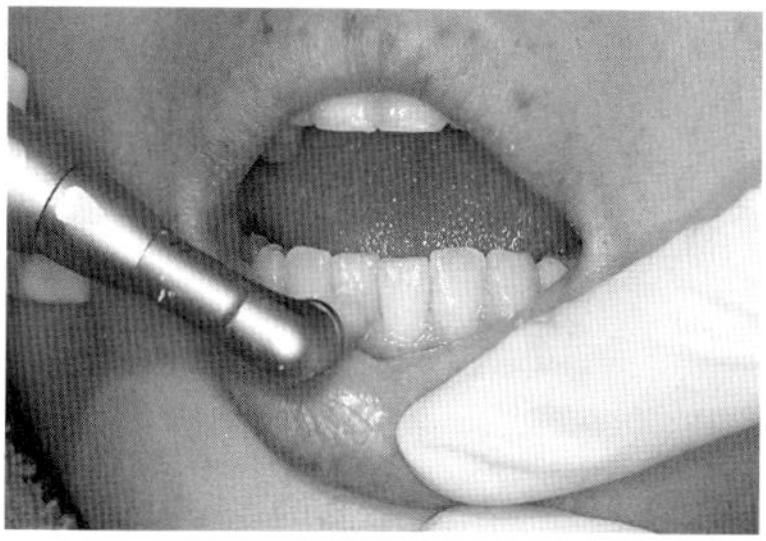

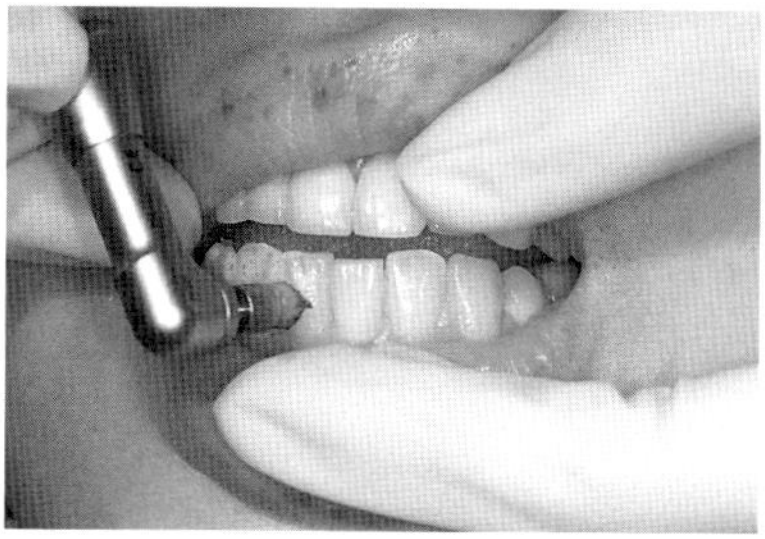

歯石除去を行ったあとに清掃用のペーストを塗って、歯面をクリーニングし、歯垢をつきにくくする。

インプラント治療

患者さんが無痛鎮静法を希望することの多い歯科処置の一つに、インプラント治療があります。

歯が抜けたあと何も治療をせず放置していると、抜けた歯の横の歯が徐々に倒れてきて口腔内全体の歯列がずれ、あごの骨も痩せ、噛み合わせが悪くなります。

また、残っている歯にも大きな負担がかかり、体全身に影響を及ぼすようになってしまいます。

失った歯の代わりとしてブリッジや部分入れ歯を用いますが、ブリッジは健康な両隣の歯を削らなければなりませんし、部分入れ歯も健康な歯にバネを引っかけて使用するので、やはり負担がかかります。いずれも、違和感や噛む力の衰えは否めません。

自分の歯のように違和感もなく、しっかりと噛んで食べたいという人は、インプラント治療を選択されます。

インプラント治療は、失ってしまった歯の代わりに「人工歯根」をあごの骨に埋め込み、その上に「人工の歯」を装着する治療法です。

インプラント体は人工歯根ともいい、チタンという特殊な金属でできた歯根をあごの骨に埋め、その上に人工の被せ物（人工歯冠）を被せると完成です。チタンは人間の骨としっかり結合する金属ですので、しばらくすれば自分の歯と同じようにしっかり噛んで食事ができるようになります。

ほかにも「自分の歯のように話せる」「健康な歯を傷めずに治療ができる」「見た目に違和感がない」などのメリットがあります。

しかし、骨にチタンを埋め込みますので手術となり、治療時間も長くかかります。

歯科治療恐怖症の方はもちろん、そうでない方にとっても負担は大きくなりますが、それでも、「人生をいきいき楽しむためにインプラント治療を受けたい」と無痛鎮静法下で行う治療を求めて受診される方が多いのです。

①マグネットインプラント

75歳の女性の症例。歯科治療が苦手で長年、歯科受診を避けていたため、70代を迎えるころには無歯顎（歯が１本もない状態）となってしまいました。

最初は保険適応で作成した入れ歯を装着していましたが、不具合が多いとのことでインプラントと入れ歯の両方に磁石を付け、磁石の力でぴったり吸着させるマグネットインプラントの処置を行うことになりました。

写真は上顎に３本のマグネットインプラントを埋め、奥に３本残った歯根の上にもマグネットの蓋を被せて、マグネット内蔵の総入れ歯を装着したものです。残っていた天然の歯根も利用したので、より強力に吸着できるようになり食べやすさが増した症例です。

インプラント治療は歯肉を切開して、インプラント体を埋め込む手術となるため、無痛鎮静法下で行われます。

「手術に関しては眠ったような状態でしたからほとんど痛みはなく、目が覚めたらすべて終わっていたという感じです」との感想を話されました。

症例⑥　無痛鎮静法下での マグネットインプラント処置

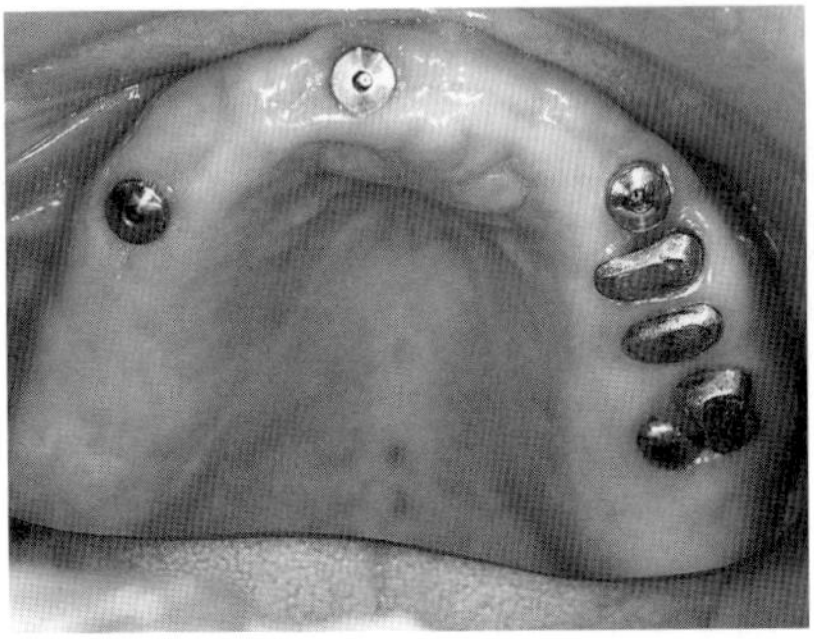

上あごに３本、天然歯根に３本のマグネットを装着。

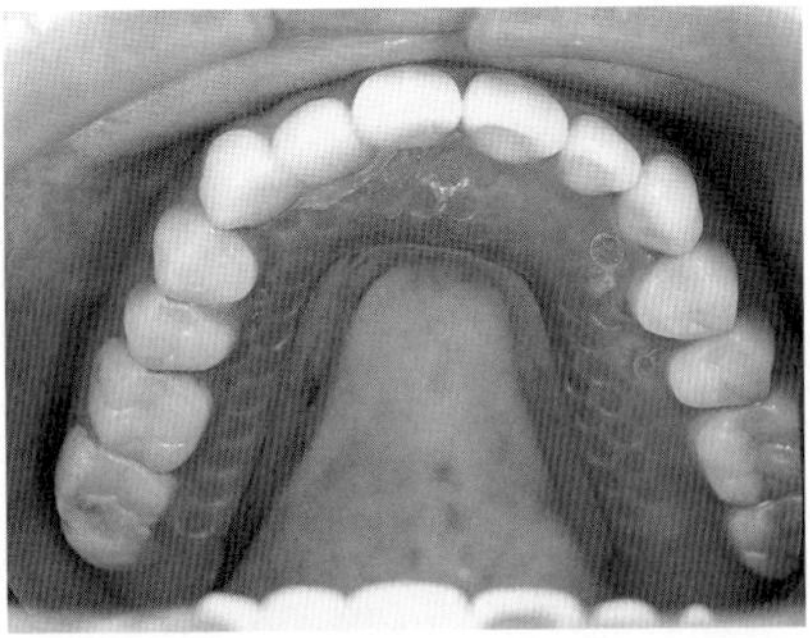

マグネットインプラントにマグネット総入れ歯を吸着させて仕上げた。

②骨移植＆インプラント

インプラント体をあごの骨に埋めるには、骨の量が十分でないとできません。

また、歯周病などで歯肉が痩せてしまっていると、インプラントを埋めても不自然で馬のように歯が大きく目立ってしまいます。不安定さも懸念されるので、最適な条件とはいいかねます。これらの不具合は事前に整えることで、より質の高いインプラント治療を受けることが可能になります。

現代の歯科医療には骨の足りない部分に自分の骨を移植して、インプラントを埋められるようにするボーングラフト（骨移植法）や、上顎の壁面から組織を採取して移植し、歯肉を増やすＣＴＧ（結合組織移植）という技術もあります。

ＣＴＧは天然の歯でも歯周病などで歯肉が下がって、象牙質が見えてしまうような場合にも適用されます。痩せた歯肉をふっくらとさせ、長く見える歯を周囲と同じように整えて美観を取り戻すことができる技術です。

次ページの写真は交通事故で歯を失ってしまった男性の症例です。30代とまだ若い患者さんでしたので、機能性はもちろんのこと、見た目、顔と口元のバランスもとても重要になり、慎重を期して治療にあたりました。

大がかりな外科手術となりましたが無痛鎮静法を採用して行ったので、「とてもリラックスでき、気がついたら終わっていた」とおっしゃっていました。

症例⑦　無痛鎮静法下で
骨移植・造成を行ってのインプラント治療

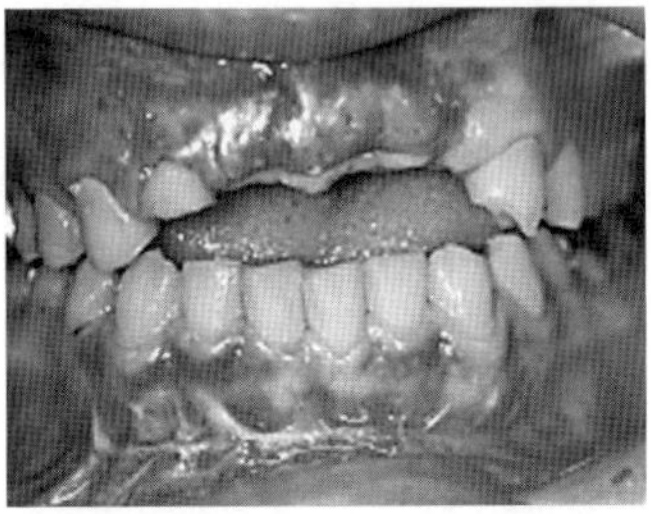

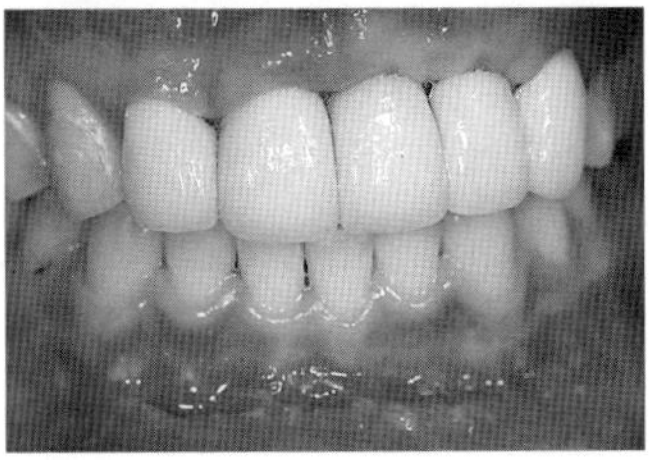

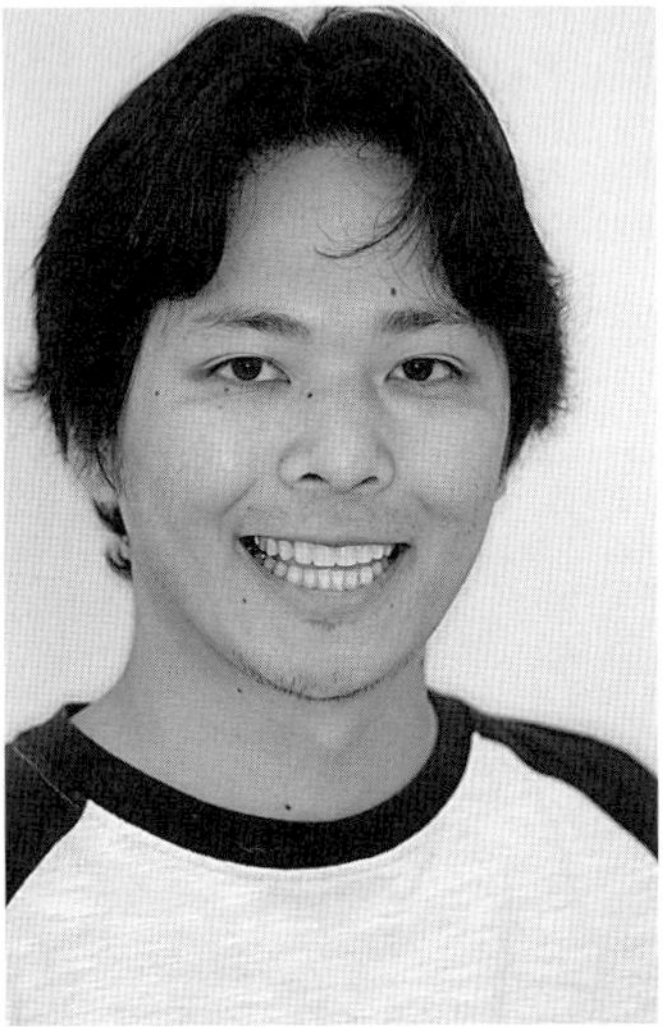

交通事故により前歯３本と骨までも失った。
前歯ということもあり、機能性プラス審美性も大切にしたインプラント治療を行う。骨移植・骨造成となる大がかりな手術だったが、無痛鎮静法により、痛みも最小限に抑えられ、気がついたときには終わっているという状況で無事治療を終えた。

根管治療（抜髄治療）

無痛鎮静下で行うことの多い処置の一つに、根管治療、いわゆる抜髄と呼ばれる、歯の神経を抜く治療があります。

C３（113ページの図参照）段階までむし歯が進むと激しい痛みが生じ局所麻酔も打てないので、炎症が引くまで数日待つことになります。症状が落ち着いたら治療を行いますが、痛みを感じる歯髄がすでに死んでいる場合は痛みがないため、麻酔を打たないこともあります。しかし、歯科恐怖症の人は無痛鎮静法を行い、安心して治療を受けていただきます。

歯の根の中には歯髄（神経や血管など）が通っている根管があり、この部分の処置を行うので根管治療と呼ばれるのです。また、根管治療は歯の内部の治療ということで、歯内療法とも呼ばれます。

根管治療は、傷んで炎症を起こし、保存が不可能と判断された歯髄を除去したあと、感染した根管を完全に消毒して細菌を取り除くまでの処置を指します。

このときしっかり消毒できていないと中で菌が増殖し、再発して歯根の周囲に炎症が広がるなどの問題が起こります。

そのため傷んだ歯髄は完全に除去し、菌の消毒も徹底的に行わなければなりません。

症例⑧　無痛鎮静法下で行う根管治療

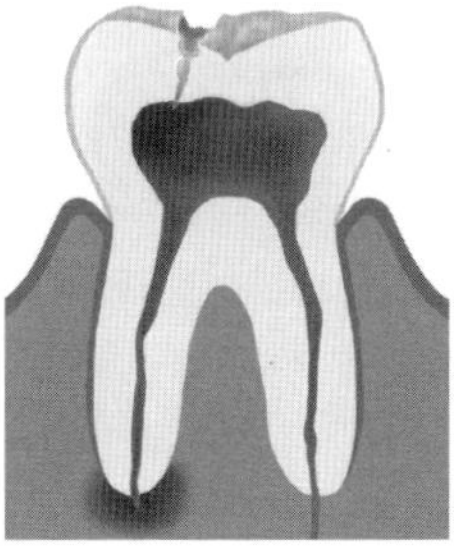

①歯髄に達したむし歯は非常に痛むか、すでに歯髄が死んで痛みを感じなくなっていることもある。

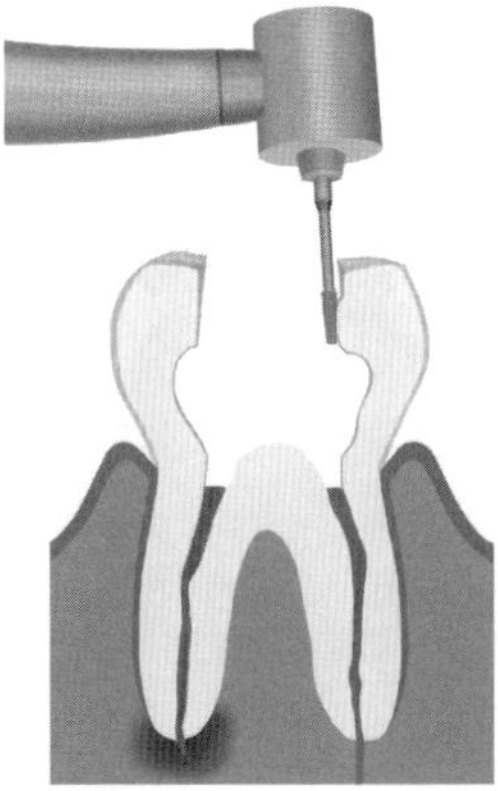

②無痛鎮静法、または局所麻酔をした上で、神経を取るため歯に穴を開ける。

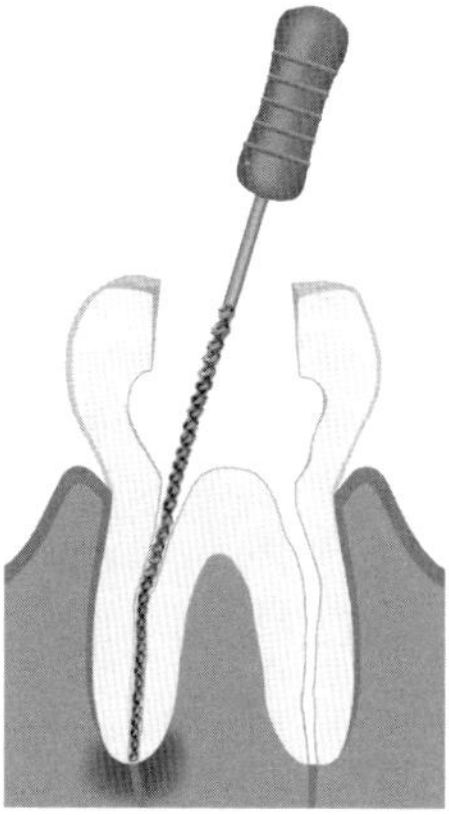

③感染して破壊された歯髄を、特殊な細い器具で巻き取るようにして除去する。汚染箇所はすべて取り除き、綺麗に掃除する。

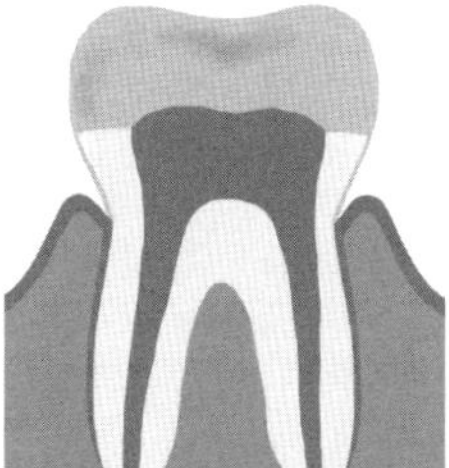

④根の中を何度も消毒して、完全に菌を除去する。その後、薬を入れたら蓋をして密封する。

親知らずの抜歯

抜歯処置も患者さんが無痛鎮静法を希望することが多い治療の一つです。

特に親知らずの抜歯処置は、ほとんどの方が無痛鎮静法にての治療を選択されます。

親知らずは10代の後半から20代前半に、上顎と下顎の一番奥に生えてくる第3大臼歯を指します。

親知らずはすべての人に生えてくるわけではなく、生えない人もいますし、上の2本だけ生えたという人、また歯の先の方だけ顔を出す程度に生える人などさまざまです。

もともとあごが小さくなった現代人は、親知らずが生えるスペースが狭いので、まっすぐ生えずに横向きに生えたり、斜めに生えて隣の歯を圧迫したりすることが多く、何かとトラブルの原因になりやすいのが特徴です。

また、歯列の一番奥にあり歯ブラシが届きにくいため、衛生状態を保つのが難しく、歯垢や歯石が溜まりやすくなりがちです。むし歯になって、一度傷むとその手前の第2大臼歯も同じように傷みやすくなりますので、毎日のケアには十分な注意が必要です。

親知らずがまっすぐ生えて、ブラッシングなど毎日のケアもしっかりできていて、隣の歯など歯列に影響を及ぼすことがなければ、特にすぐ抜く必要はありません。

しかし、横向きや斜め、また半分だけしか出ていないなどのケースでは、抜歯することを

永久歯の名称

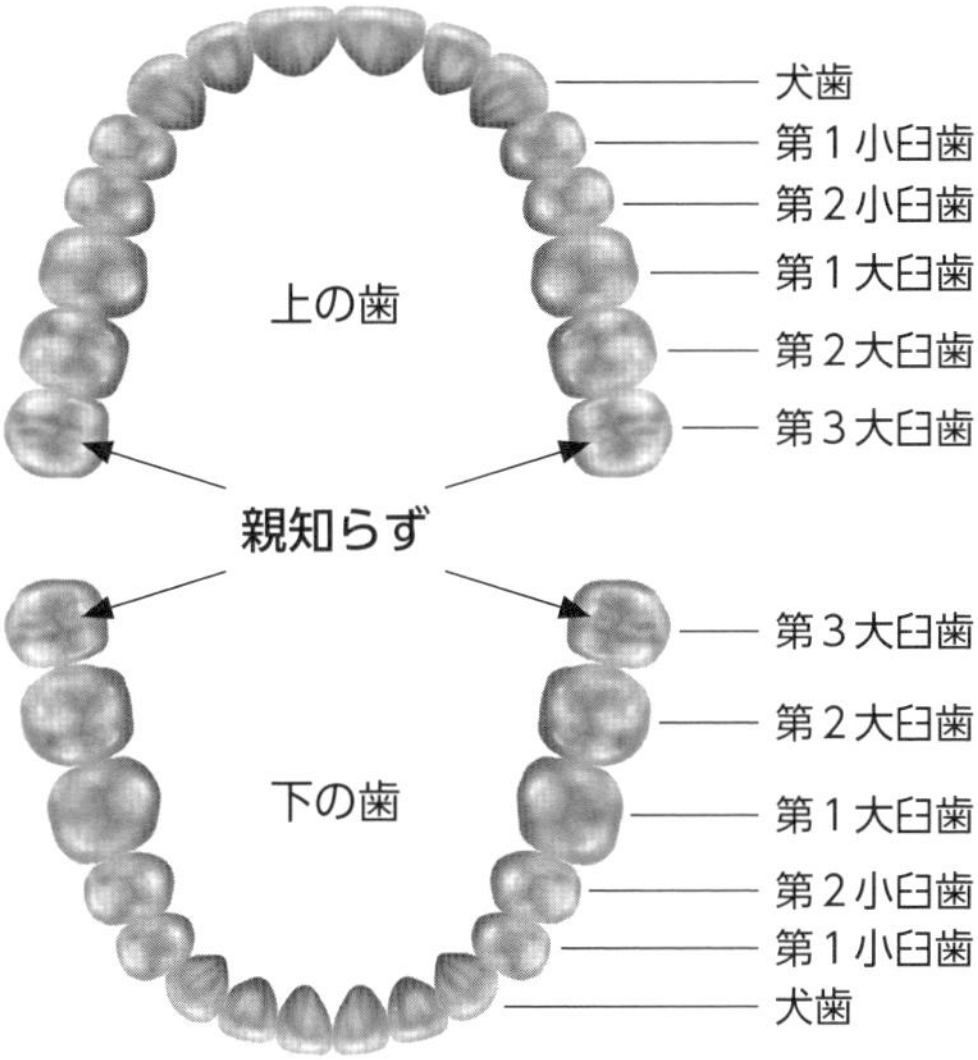
犬歯
第1小臼歯
第2小臼歯
第1大臼歯
第2大臼歯
第3大臼歯
上の歯
親知らず
第3大臼歯
第2大臼歯
第1大臼歯
第2小臼歯
第1小臼歯
犬歯
下の歯

すすめる場合も少なくありません。異常な生え方を放置すると隣の歯に負担をかける、歯列全体が乱れてしまう、また、親知らずがあごの骨と結合してしまい、抜歯が困難になってしまうなどということもあります。

親知らずの抜歯といっても、抜歯用鉗子で簡単に抜ける場合と、歯肉を切ったり骨や歯を削ったりしなければならない場合とがあります。

歯がズキズキと痛いと来院した患者さんを診察すると親知らずがあごの骨の中に半分埋まったまま、横向きに生えて隣の歯を圧迫していました。

この方の場合は歯肉を切開し、専用器具を使用しての抜歯となったので、無痛鎮静法下で処置を行いました。

親知らずの抜歯はすごく痛いと周りの人から脅かされていたようで、当日も不安げな様子でしたが、無痛鎮静法ですぐにリラックスされ、目が覚めたときは抜かれていたのでほっと安心の様子でした。

次に抜歯するときも、「絶対無痛鎮静法で！」とのことでした。

親知らずが斜めに生えてきてしまっている場合などは、隣の歯との間に隙間ができて、細菌感染しやすくなります。症状が進むと化膿し、周囲にも菌が広がる怖れがあります。また、隣の歯を押して口腔全体の歯並びを悪くしたりもします。

症例⑨　無痛鎮静法下で行う親知らず抜歯処置

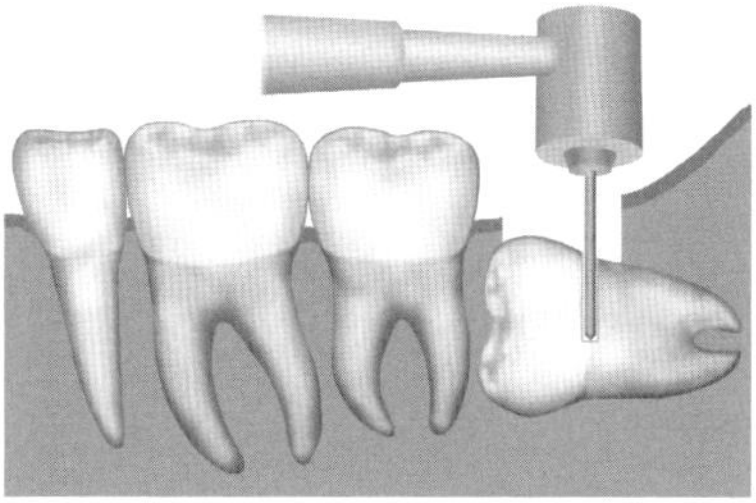

無痛鎮静法の麻酔後、歯肉を切開剥離し、専用のドリルで骨を削り、さらに歯を小さく分割して摘出する。歯を摘出した穴には抗生剤と止血剤を入れ、縫合する。

親知らずの生え方いろいろ

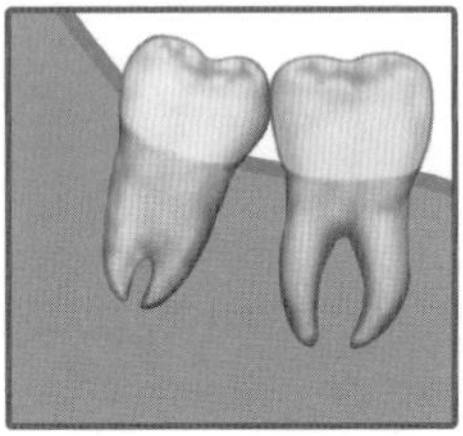

正常に生えた状態

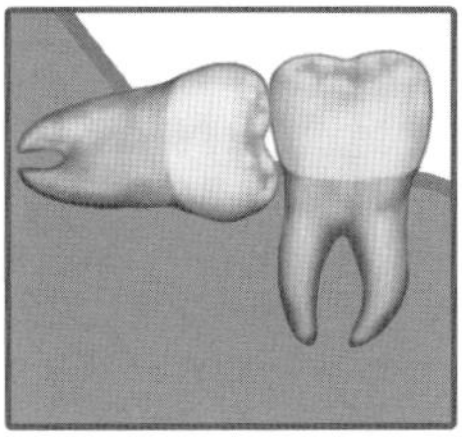

水平に生えた状態

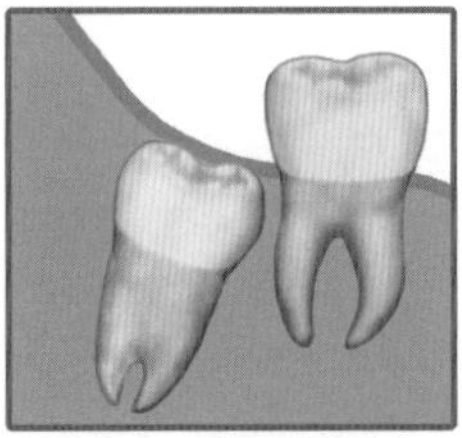

完全に埋まっている状態

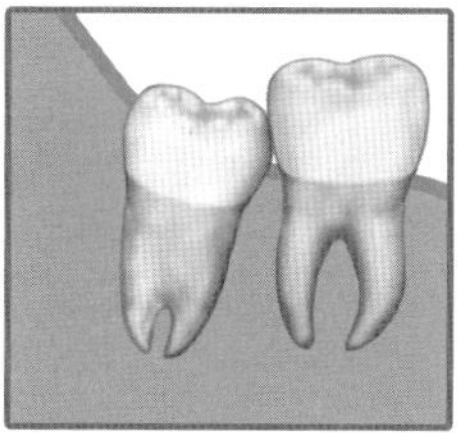

半分程度しか生えていない状態

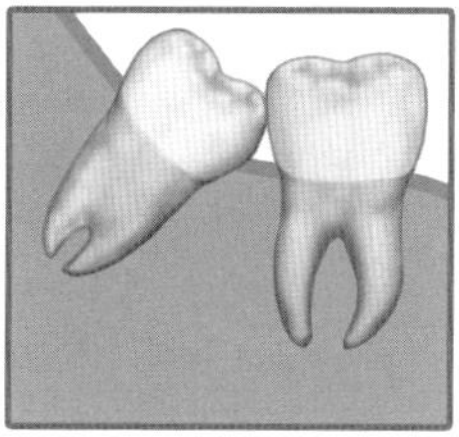

傾いて生えた状態

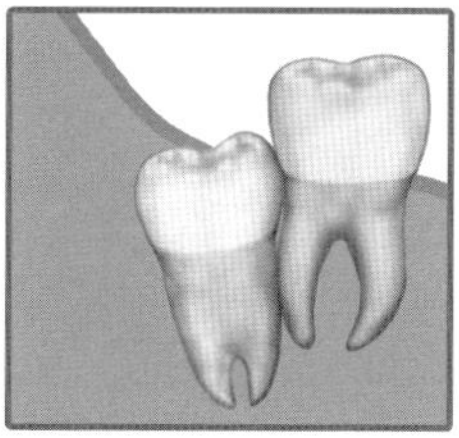

一部のみしか生えていない状態

むし歯治療

むし歯をつくり出す細菌は、食物に含まれる糖質から酸をつくり出します。その酸により歯が溶けた状態がむし歯です。

口の中では脱灰といって歯を溶かす作用と、再石灰化といって歯をつくる作用が交互に行われます。

しかし、細菌からつくられた酸により、歯を溶かす作用ばかりが働いてしまうと、もとの状態に戻すことができなくなります。これが、むし歯の始まりです。

左の図はむし歯の症状を進行順に表したものですが、むし歯治療で無痛鎮静法を望む患者さんのむし歯状態は、Ｃ３～Ｃ４の重度の場合がほとんどです。

むし歯の症状

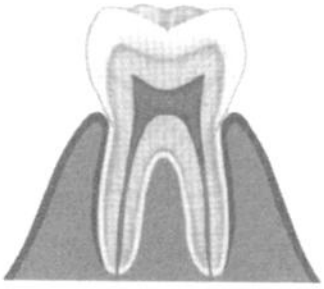

C0
表面のエナメル質がむし歯菌のつくり出す酸に溶かされた状態。冒された部分は透明感を失い、白濁する。この時点で、唾液やフッ素などで再石灰化させると改善できる。

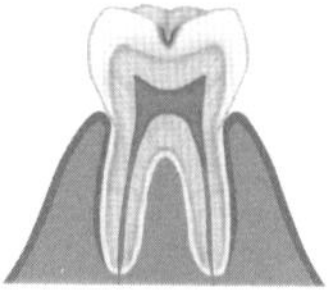

C1
エナメル質が溶かされて浅い穴が開く。痛みは出ないが放置しても改善できないため、樹脂や金属で詰めて処置する。

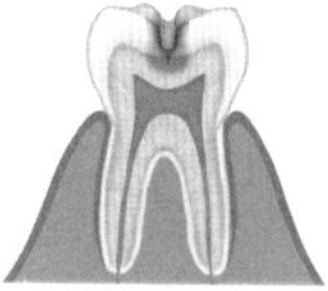

C2
象牙質まで冒されると甘い物や冷たい物の刺激が神経に伝わり、痛みが生じてくる。局所麻酔を行ってから患部を削るが歯科恐怖症や嘔吐反射のある人は、無痛鎮静法下で治療する。患部を削った後は、樹脂や金属を詰めて処置する。大きく穴が開いた場合は型取りをして、修復物をセメントで被せる。

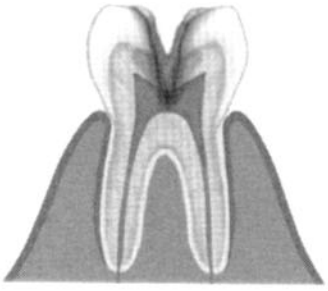

C3
むし歯が象牙質まで破壊し、歯髄に達するため何もしなくても痛むようになる。この段階に進むと根管治療を行うことになる。感染が進むと歯根膜や歯槽骨まで冒され、膿んで根の先まで炎症が広がっていく。痛みを感じず治療可能な無痛鎮静法にての治療をすすめる。

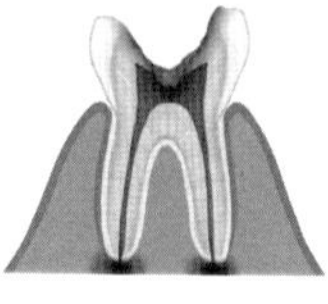

C4
歯の上部の歯冠が破壊されてほとんど失われ、放置すると隣の歯の位置がずれ、歯並びや噛み合わせが悪くなることもある。歯の根まで冒されてしまうと抜歯するしかなくなる。

レーザー治療

医療現場のさまざまな場面で使用されているレーザー治療ですが、近年では、歯科治療においてもその有用性が認められています。患部に強い光レーザーを照射することで、さまざまな歯科治療効果を高めることができるのです。レーザーは照射した部分にのみ効率よく作用し、痛みもほとんどなく、体にやさしく、さらに短時間で確実な改善も認められます。副作用もないため妊娠中の方、高血圧の方、痛みが苦手という方にも安心して治療を受けることができる「無痛治療」の一つともいえるでしょう。

・むし歯予防・治療
レーザー照射により、痛み、振動もなく、むし歯部分を蒸発させることができる。
初期のむし歯であれば、レーザーによる治療のみで改善可能な場合もある。

・根管治療
レーザー照射により、細く複雑な根管内をしっかり殺菌、乾燥させることができる。

・歯周病
歯周ポケットにレーザーを照射することで原因菌を除去することができる。炎症を鎮める効果もあり、歯肉の腫れや出血を抑えることができる。妊娠時など薬の服用ができないときにも有効である。

・口内炎
レーザー照射により痛みを軽減し、早期に治癒できる。

・歯肉のメラニン色素を改善
歯肉の黒ずみ、色素沈着を改善し、健康的なピンク色にすることができる。

・知覚過敏
象牙質が露出している部分へのレーザー照射で、痛みが緩和する。歯の表面へのレーザー照射にて、しみる度合いを軽減できる。

・顎関節症
細胞の活性化により、症状の緩和が可能である。

心に残るエピソード

永年、歯科医師をやっていて、無痛鎮静法に取り組んでいると、忘れられない、心に残る患者さんがいます。そんなエピソードを紹介したいと思います。

笑顔と健康な口腔を取り戻した患者さん

歯科治療の苦手な方には、過去の治療でつらい思いをしたことでトラウマになってしまったというケースが非常に多くみられます。

当院の患者さんの約8割もこうしたトラウマを抱えて受診されます。心の傷は簡単には払拭できず何年経っても受診できない状態が続くため、診察した口の中はたいていの場合、ひどいことになっています。

トラウマを抱えている方には特に慎重に治療を進め、痛みをなくすことだけでなく、不安解消や恐怖心を取り除くという心のケアも同時に行っていかなければなりません。

ある日、診察室に入ってきた患者さんは、みるからにおどおどした様子で、少し青ざめながらうつむきがちにイスに座りました。

話を伺うと、小学生のときに怖くて泣き叫んでいるのに体を上から押さえつけられ、無理やり治療を受けさせられたといいます。キーンという音が怖くて、歯を削るときに強い痛みがあったのに手を上げても止めてもらえず、それは怖い思いをしたようです。

その体験がトラウマとなり、歯が痛くて治療に行こうとしても歯科医院の前に来ると体がすくみ、足が動かなくなってしまったとのことでした。歯痛が気になりながらも我慢し続けて、15年以上、歯医者に通うことができなかったと話してくださいました。

しかし、年を重ねるごとにどんどん歯が悪くなり、最後には奥歯でものを噛むことができなくなってしまいました。そうなってから、やっとの思いで当院を訪れたのでした。

最初は非常に緊張していましたが、何度か丁寧にカウンセリングを繰り返すうち、徐々にリラックスされてきました。肩の力が抜け、落ち着いて話ができるようになってきたところで、まずは状態を把握するためだけといって口の中を診察しました。

奥歯のむし歯はかなり進行しており、歯冠と呼ばれる歯の上の白い部分は破壊されてなくなり根っこだけになっていました。前歯にも大小むし歯がいくつもありましたし、全体的に歯周病もかなり進行しているという最悪の状態でした。

このままでは、5年もしないうちに多くの歯が失われてしまいそうです。まだ若く、現役であるこの患者さんにとってそれは何としても避けたい事態です。

治療当日はカウンセリングのあと口腔内のレントゲンを撮り、口の中を写真撮影して現状を把握し、今後進めていくべき治療のおおまかな説明を行いました。初日はそれだけで、医院の雰囲気に慣れてもらうことにしました。

その後、日を改めて来院していただき、治療を開始しました。治療に入る度にカウンセリングを行い、歯の状態とともに当日の心の状態を確認し、その日に行う治療内容を細かく伝え、信頼関係を築きあげながらの治療となりました。

無痛鎮静法を用いての治療は、私の心配をよそに順調に進み、治療が進むたびに口数も多くなり心を開いてくれるようになりました。

無痛鎮静法でうとうとしている間に治療を進めていましたが、目が覚めたあと、「恐怖心も痛みもぜんぜんなかった！」と喜ばれ、快適に通院ができるようになっていきました。むし歯の治療、歯周病の治療と順調に進み数回の通院で改善されました。

健康な口腔を取り戻した患者さんは、初診時とは別人のような笑顔で「先生に出会えて本当によかった。これからもセルフケアをしっかりやってこの状態をキープしていきます」とおっしゃってくださいました。

この患者さんは現在でも半年に一度、メンテナンスに訪れてくださり、元気な笑顔と健康な口腔内を見ると当時が思い出され、懐かしく、とても心に残る患者さんのひとりなのです。

また、無痛鎮静法にて治療を終えた患者さんからいただいた声をいくつか紹介します。

・起きたら親知らずの抜歯が終わっていてとても楽だった。（20代男性）
・気分が楽で歯医者の苦手意識がなくなった。（30代女性）
・歯医者の椅子に座るだけで涙が出るほど怖かったのに、今では行くのが楽しみになった。（50代女性）
・嘔吐反射がきつくて治療ができなかったが、これで痛いところがすべて治せるようになった。（40代男性）
・苦手意識がなくなったおかげで無痛鎮静法から卒業できた。（50代女性）
・恐怖感が皆無になった。（60代男性）
・全くの無痛でびっくりした。（40代女性）
・治療はとても楽だったが、治療後、少しふらふらして仕事に集中できなかった。（50代男性）

このように治療後に応えてくれる患者さんは数多く、私自身、歯科医師になってよかった、無痛鎮静法を行ってよかったと心から思えるのです。

第5章　無痛鎮静法Q＆A

Q1　無痛鎮静法と一般的な無痛治療との主な違いは？

一般的な無痛治療の場合は意識がはっきりしているため、不安感や防御反応が優勢になり「痛みの感覚」が消失することはあまり期待できません。簡単にいうと「なるべく痛くないように努力する」のが一般的な無痛治療です。

それに対して無痛鎮静法では、鎮静状態になってから治療を行うので、麻酔針のチクッとした痛みや麻酔薬がジワーっと入る感覚はなく、無痛状態で治療を受けることができます。

Q2　無痛鎮静法と全身麻酔との主な違いは？

全身麻酔では筋弛緩剤を使って自発呼吸を止めますが、無痛鎮静法では自発呼吸を保ち、うとうととした状態にさせます。

また、全身麻酔は入院が必要ですが、無痛鎮静法では少し休憩したあとに帰宅することができます。

Ｑ３　無痛鎮静法下での治療を選択する際の重要なポイントは？

治療には歯科医師の技術、整った治療環境が重要になります。

麻酔はしっかり効いているはずなのに、それでも痛みを感じる場合があります。それは、麻酔が心理的要因に関係するためで、歯科医師との信頼関係がとても重要です。

また、何かあったときに備え、院内環境が整っていることも重要なポイントの一つです。

Ｑ４　無痛鎮静法の効果を簡単にいうと？

無痛鎮静法下で治療を行った場合の効果は、大きく分けて次の５つとなります。

①不安や恐怖感が薄れ、精神的にリラックスした状態になります。

②「健忘作用」により、処置中の内容をほとんど覚えていません。

③ほぼ眠った状態になるため、処置時間が短く感じます。

④嘔吐反射が抑制され、〝オエッ〟となりません。

⑤血圧や脈拍が安定します。

Q５　無痛鎮静法を使うのはどんな治療のとき？

あらゆる歯科処置に使うことができます。うたたねをしているようなリラックスした状態で治療を受けることができるので、歯科処置の内容によって選ぶ方もいます。

審美的治療、インプラント治療、根管治療、抜歯などの歯科処置を行うときに、無痛鎮静法を選ぶ方が比較的多いです。

Q６　無痛鎮静法はどんな人に向く？

キーンという歯を削る音が苦手な人、器具や歯科医師の指が口に入ったときに〝オエッ〟となる嘔吐反射に悩む人、過去に歯科治療で怖い思いをした人などに向きます。

リラックス効果で歯科治療の〝恐怖心〟を取り除くことができ、嘔吐反射に関しては１０0％コントロール可能です。

Ｑ７　無痛鎮静法を行えるのは何歳から？

無痛鎮静法を行えるのは基本18歳以上からとなります。

Ｑ８　出産したばかりでも、無痛鎮静法が行える？

出産後、授乳中であっても問題はありませんが、赤ちゃんへの影響が心配ならば治療後2、3日は授乳を中止してください。

Ｑ９　無痛鎮静法は持病があっても受けられる？

抗精神薬を服用されている方は、無痛鎮静法が効きづらいこともあります。その他は特に問題ありません。

しかし、詳しい症状や内服している薬などについては、事前に必ず担当歯科医師に知らせるようにしましょう。

Q10　無痛鎮静法が効かない体質はある？

患者さんの体質により、麻酔薬の効果が影響を受けることはありません。

Q11　無痛鎮静法が治療途中で切れることはある？

麻酔の効果は、使用する薬の種類や患者さんの体格、体質によっても異なりますが、治療中は状態に合わせて、深く、浅くなど調整をしながら行うため、治療途中で切れるという心配はありません。

Q12　多数の歯を治療するとき、無痛鎮静法を何回行えばよいか事前にわかる？

数本の歯の治療であれば、回数はわかります。

しかし、全顎に渡るような治療の場合には、何回と確定することは困難です。なぜなら、予想に反して歯が重篤な状態である場合、回数がかかってしまうことが多いためです。

Ｑ13　「短期集中治療」は無痛鎮静法下で行える？

「短期集中治療」も無痛鎮静法下で行うことは可能です。

しかし、口腔内の状態により、行えない場合もあります。特に根の先に慢性炎症がある場合などは行えません。

Ｑ14　初期の小さなむし歯治療も、無痛鎮静法下で行える？

初期の小さなむし歯治療でも、無痛鎮静法下で治療を行うことは可能です。治療の規模にかかわらず、無痛鎮静法は行えます。

Ｑ15　臭気過敏症に無痛鎮静法は効く？

無痛鎮静法を行うと眠ったような意識下になるので、臭いも気にならなくなります。

当院の場合は、臭いに敏感な方のために、臭いの少ない薬品を使用したり、薬品を使ったあとはすぐに所定場所に片づける、また、診察室、待合室、手術室など、それぞれの部屋の空気清浄などもしっかり行っています。

Q16　治療中の痛みを抑えられない場合はある？

当院でも、過去のべ10000人を超える方が無痛鎮静法で治療を受けていますが、痛みを抑えられなかった人はひとりとしていません。

Q17　保険適応か？

現在、無痛鎮静法は保険を使用することはできません。

すべて自費診療になり、費用は使用する薬の種類などによって異なります。治療開始前のカウンセリング時に、予算についてもきちんと確認しておきましょう。

Q18　付添は必要か？

特に付添は必要ありません。しかし、高齢の方や持病のある方は、ご家族が付き添ってくださると安心です。

Q19　モニタリングとは？

血圧や脈拍を測りながら治療することを「モニタリング」と呼んでいます。

治療中、血圧や脈拍が変動することもありますので、心電図、血圧、脈拍、呼吸状態などを逐次モニタリングして監視することが重要です。

Q20　治療前、気をつけることは？

治療が決まったら過労は避け、前日は適度な飲食と十分な睡眠を取りましょう。

当日は、飲食制限があります。服用中の薬は事前に伝え、指示通りに服用しましょう。締め付けのない楽な服装で来院し、治療開始前に化粧、マニキュアを落とし、必ずトイレを済ませておくことなどが主な注意点となります。

Q21 治療後、気をつけることは?

治療終了後、わずかに眠気が残ることで、反射神経が鈍っている可能性があります。安全性を考慮して、車、バイク、自転車の運転は避けていただきます。

また、激しい運動なども避け、安静に過ごすようにしましょう。飲酒制限もあります。

Q22 無痛鎮静法以外で痛くない治療のために行っていることは?

細かい基本的な処置にも注意を払って行います。

- 突然強い風をかけたり、水を出したりしない。
- 歯がしみるような場合は、綿で水分を拭き取る。

・痛みを感じるまで我慢させず、しみてきた時点で手を上げてもらう。
・常に声かけをして口を開けたままにしない。
・口の中の水を吸引するときは、舌や頬を吸わない「排唾管」を使用する。
・レーザー治療で刺激の少ない治療を行う。

Q23　無痛鎮静法以外で不安や恐怖軽減に対して行っていることは？

どんな小さなことも患者さんの気持ちを配慮することが大切です。

・プライバシー保護のために個室治療を行う。
・カウンセリングの時間をしっかり確保する。
・治療計画書を作成し、治療にかかる費用や回数をきちんと案内する。
・院内にＣＴを完備する。
・初診時に患者さんの承諾なしにいきなり歯を削るなどの治療を行わない。
・感染予防のため、歯科器具の滅菌をしっかりと行う。
・歯科医院独特の薬品臭さを減らすため、薬品等を出したままにしない。

・待合室、手術室など、それぞれの部屋の空気清浄などをしっかり行う。
・レントゲン写真のデジタル化で被爆量を軽減する。

Q24 無痛鎮静法下で治療を受けた人の満足度は？

当院で無痛鎮静法を行った方へのアンケートでは、

・快適だった　91％
・やや快適だった　7％
・快適でなかった　2％

という結果で、ほとんどの方が無痛鎮静法下で受けた治療に満足しています。

Q25 無痛鎮静法下で治療を受けた人は、次の治療も無痛鎮静法下で行う？

無痛鎮静法下で歯科治療を受けた方は、「次に歯科治療を受けるときも、無痛鎮静法下で行いたい」とほぼ全員の方がこうおっしゃっています。

歯科用語集

【あ】

印象採得
歯型を取ること。

印象材
歯型を取るときに使用する材料。

インフォームドコンセント
医療を受けるものに対して確かな理解を得てもらえるように、医療を提供する側が適切な説明を行うこと。専門的な内容を相手が理解できる平易な言葉で説明できることが医師の義務といえる。

インプラント
失った歯の代わりとなるインプラント体（フィクスチャー）と呼ばれる人工歯根を失った歯の部位のあごの骨に埋入し、その上に人工歯を装着する治療法。チタン製のインプラントがあごの骨と強固に結合するので自分の歯のように噛むことができる。

齲蝕
歯の組織が細菌によって破壊され、穴が開いていくこと。むし歯。

壊死
生体の一部の組織や細胞が死ぬこと。また、その状態。

遠心分離装置
採血直後の血液に添加物を一切加えず、フィブリンゲルを作成する装置。インプラント治療や抜歯後などで、歯牙周辺組織の感染予防や再生・回復を早めるために使用する。

嘔吐反射（異常絞扼《こうやく》反射）
歯科医師の指や治療用の器具が口に入る、または入りそうになるだけで吐き気（絞扼反射）が生じること。

オートクレーブ（高圧蒸気滅菌器）
１３０度以上という高温かつ高圧の蒸気が隅々まで行き渡ることで、器具や器材の細かなところまでしっかり洗浄、細菌や微生物を死滅させるため、煮沸よりも効率的に滅菌効果を得ることができる機器。

親知らず（智歯）
第３大臼歯。歯列の最後方に位置し，上下左右計４本ある。全く欠如している人や埋もれたまま生えない人も多く、形や位置の異常も少なくない。

【か】

開口器
歯科治療中に口を開けておくための機器。

過換気症候群（過呼吸発作）
精神的不安や極度の緊張などにより過呼吸の状態となり、血液が正常よりもアルカリ性となることでさまざまな症状が現れる。

顎関節症
あごの開閉の際、顎関節や咀嚼筋が痛んだり、雑音がしたり、重症になると口を大きく開けられなくなったりする顎運動異常などを主な症状とする。悪い噛み合わせや食いしばり、歯ぎしり、ストレスなど複数の原因が積み重なって発症するといわれている。

仮歯
正式な人工歯が入るまで、仮につけておくプラスチックの歯。テック（ＴＥＫ）ともいう。

義歯
入れ歯のこと。残存歯がある場合の局部義歯（部分入れ歯）と、すべての歯がない場合の総義歯がある。デンチャーともいう。

逆行性歯髄炎
歯周病が進行して歯根の先の方から神経まで炎

症が広がること。

キュレット

歯の根についた歯石を取り除く治療器具。

局所麻酔（局部麻酔）

手術などの際、体の一部の知覚を消失、または鈍麻させる。歯科治療においては、歯茎に麻酔薬を注射する。

クラウン

むし歯治療などで歯を大きく削ったときに用いられる金属やセラミックの被せ物。多くの種類があり、歯の種類や欠損の部位、患者の希望などにより使い分けられる。

血管迷走神経反射（脳貧血）

自律神経系の突然の失調のために、血圧や心拍数が下がり、脳に行く血液循環量を確保できなくなり、失神や目まいなどの症状が起こる病気。

口腔外科

齲蝕や歯周疾患を除く顎口腔領域の外科処置を中心として、その疾病全般を扱う診療科のこと。
口腔外科医のほとんどが歯科医師である。

口腔診療科

精神的な要因やストレスでも、歯や口腔、顎関節などの疾患になる。それらの診療を行う科。

向精神薬

中枢神経系に作用し、精神の状態・機能に影響を与える薬物。

根管治療

むし歯が進行して、感染が根管歯髄、根管壁や根尖周囲にまで及んでいるむし歯を保存するための治療。

【さ】

差し歯

むし歯等で歯冠を失った場合、残っている歯根を土台にして人工の歯冠を被せる治療法。

殺菌
細菌（微生物、ウイルス等）を殺すこと。

三叉神経痛
三叉神経の知覚枝に異常が起きて顔面に激痛が生じる病気。

酸蝕歯
酸性食品の摂りすぎや酸性薬剤の影響などにより、歯の硬組織、エナメル質などが溶けてしまうこと。

歯科治療恐怖症
歯科治療に対する恐怖が強すぎて、治療に際し、血圧の過度の上昇、頻脈、過呼吸、脳貧血（VVR血管迷走反射）などを起こしたり、恐怖のあまり激しい体動、パニックを起こしてしまうなどの理由で歯科治療ができない、もしくはかなり困難な患者のこと。

歯垢
歯の表面に付着する白く柔らかい沈殿物。口の中の食べかすや糖分をエサに繁殖した細菌の固まりで、長期間経過すると歯石になる。歯垢、歯石は放っておくとむし歯や歯周病の原因となるほか、硫黄酸化物や酸を発生させて口臭の原因にもなる。別名プラーク。

歯根
歯の根にあたる部分。歯根と歯槽骨（あごの骨）とは歯根膜という繊維状の組織によって結びつけられている。

歯根膜
歯根と歯槽骨（あごの骨）とをつなぐ弾力性に富む組織。咀嚼時にかかる衝撃や圧力をクッションのように緩和するほか、髪の毛1本の細さも感知する敏感なセンサーの働きもする。

歯周病

歯肉や歯を支えている骨などが溶けて最終的には歯を失ってしまう病気。歯の周囲に付着した歯垢が歯と歯肉の隙間に入り込み、歯垢の中のバクテリアが出す毒素が歯周組織に炎症を起こす。進行すると、歯を支えている歯槽骨（あごの骨）が溶けて、膿が出たり歯がぐらついてきて、最後には抜けてしまう。歯周病を患うと、特有の口臭が発生する。国民病とも呼ばれ、35歳以上の人の8割は罹患しているといわれる。歯周病があると、心臓血管系疾患や糖尿病などの全身疾患にも悪影響を与えるほか、低体重児出産や早産などの原因となることがわかってきた。歯周病はかなり進行しないと痛みなどの症状が出てこず、静かに進行するため「サイレントディジーズ」とも呼ばれる。

歯周ポケット

歯と歯肉の間にある隙間が広がったもの。

歯槽骨

歯を支えているあごの骨のこと。「歯槽」とは、歯を入れて置く槽という意味。

歯内療法

歯の根の管（根管）に関した治療。

自費治療（自由診療）

健康保険が使えない治療。メリットは①最新の治療が受けられる。②高性能の材料が使用できる。③患者にとってベストな治療が行える。デメリットは①保険治療に比べて高額になる。②歯科医院により治療費が異なる。などがあげられる。

笑気吸入鎮静法

笑気ガスと酸素の混合ガスを鼻マスクから吸入することで鎮静状態をうる麻酔法。

浸潤麻酔

治療する歯の近くの歯肉から麻酔薬を注射し、骨に薬を浸み込ませ、骨の中の神経に薬を作用させる方法の麻酔。

消毒

細菌（微生物、ウイルス等）を殺し、数を少なくし無害化させること。

静脈

各臓器、組織から心臓の方に血液を戻す血管。

歯列接触癖（TCH）

常に上下の歯を噛みしめたり、歯と歯を接触させる癖（Tooth Contacting Habit)。

睡眠時無呼吸症候群

寝ている間に呼吸が止まってしまう病気。10秒以上の無呼吸が一晩（7時間）に30回、1時間に5回以上止まる程度を目安とする。

スケーラー

歯石を除去、歯を清掃するために用いる器具。

生体監視モニター

インプラント治療等の際に、患者の非観血血圧、心電図、動脈血酸素飽和度等をモニターする。治療中における体調の急変をキャッチすることができる。

セラミッククラウン

セラミックは耐久性と強度に優れた陶材で、金属アレルギーの心配がいらないというメリットを持つ。色調を調節することができるので他の歯の色と合わせることも可能で美容歯科・審美歯科で最もよく使われている。

全身麻酔

意識が消失するよう全身を麻酔すること。

先端恐怖症

ハサミ・針・鉛筆・刃物・あごなど、先端が尖ったものが視界に入ったときに強い精神的動揺を受ける、恐怖症の一種。

【た】

タービン

高速回転により歯を削る器具。

知覚過敏（象牙質知覚過敏）

冷たい飲食物、甘い物、風にあたったときなどに歯に感じる一過性の痛みで、特にむし歯や歯の神経（歯髄）の炎症などの病変がない場合にみられる症状。

超音波骨切削装置（ピエゾサージェリー）

軟組織を損傷することなく硬組織の切削が可能である機器。インプラント手術に代表される口腔外科領域の治療を行うとき、あごの硬い骨などを削る。

超音波スケーラー

超音波振動で、歯を傷つけずに、ステインやタバコのヤニなどのしつこい汚れや歯石を除去することができる歯科用器具。

ディスポーザブル

使い捨てで使用するヘッドレストカバー、うがい用コップ、エプロンなど。

デンタルレントゲン

歯科に特化したレントゲン。

電動注射器

注入速度、注入圧力をコンピューターが自動的にコントロールすることで痛みを抑えることができる注射器。

トラウマ（心的外傷）

外的内的要因による肉体的、精神的な衝撃を受けたことで、長い間それにとらわれてしまう状態で、また否定的な影響を持っていることを指す。

【な】

ニッケルチタンファイル

神経、根の治療に用いる治療器具。従来のステンレス製のものと比べて高い弾力性があるため、根管治療の迅速化が図れる。

日本口腔外科学会専門医

公益社団法人日本口腔外科学会が養成、認定している専門医制度。歯科医師（医師）免許取得後、初期臨床研修を修了してから6年以上、学会認定の研修施設（准研修施設）に所属し、口腔外科にかかわる診療と学術的活動に従事して一定以上の実績を有していることが条件。

【は】

排唾管

唾液を取り除くために口の中に置く吸引管。

排膿

化膿した部分を切開して膿を出すこと。

バキューム

口腔内に溜まる唾液、血液、タービンの注水などを、吸引する機器。

抜髄治療

歯牙の内部に存在する歯髄（歯の神経）を取り去る歯科処置。

パニック障害

突然起こる激しい動悸や発汗、頻脈、震え、息苦しさ、胸部の不快感、目まいといった体の異常と共に、このままでは死んでしまうというような強い不安感に襲われる病気。

パノラマレントゲン

歯全体を撮影することができるレントゲン。

非定型歯痛

レントゲンや検査に異常がないのに、歯痛が一日中、長期に続く状態。

表面麻酔

麻酔薬を歯茎に塗って表面の感覚を麻痺させる方法の麻酔。

フィブリン

傷口をふさいで出血を止め傷の治りを促進する作用を持つタンパク質。

フィブリンゲル

フィブリンを人工的に精製したもの。

プラークコントロール

歯の汚れ・歯垢などを除去し、口の中を清潔に保つこと。

ブリッジ

架橋義歯。欠損部分を補う固定式の補綴物。失った歯の両隣の歯を削って、全体にワンピースの金属冠を被せて完成する。支えている歯に負担がかかるため、長期的な使用は難しい。

プローブ

歯周ポケットの深さを測るための器具。

ベンゾジアゼピン系

脳内の神経興奮にかかわるベンゾジアゼピン受容体を刺激し、脳の活動を抑えることで眠りやすくし、睡眠障害などの改善を促す薬。

補綴物

歯を削った部分や失った部分を補う技工物。詰め物や金属冠などの被せ物、義歯などの総称。

【ま】

マイクロスコープ

手術用顕微鏡。肉眼では見ることのできない細かな部分を、顕微鏡レベルでの拡大視野で確認することができる。

慢性潰瘍性歯髄炎

むし歯の穴に神経が露出して、潰瘍を形成したもの。

無痛鎮静法

静脈内点滴に催眠鎮静導入剤を少量投与することにより、あたかも眠ったような夢心地の状態になり、痛みはもとより、不安や恐怖感などを感じずに手術が受けられる麻酔法。全身管理下において、術中の心電図、脈拍数、血圧、酸素飽和度等の生体情報をモニターで測定・監視しながら安全に行われる。

滅菌

微生物を殺菌、除外することで無菌の状態にすること。

【や】

ユニット

通常の歯科診療に必要な器械や器具と、患者が治療を受ける治療用のイス（チェアー）を統合した装置。

【ら】

リーマー

根管治療をするときに使われる器具。

レーザー装置

歯牙及び口腔内軟組織、あごの骨などの治療を目的としたレーザー機器。消炎効果、鎮痛・除痛効果、止血効果、殺菌・消毒効果、組織の活性化（歯肉を健康な状態に戻す）などあらゆる治療に適応する。

【英語】

オール・オン4（All・on 4）

手術をしたその日のうちに固定性の仮歯が入れられる無歯顎の方のためのインプラント治療法。オール・オン4では通常4本のインプラントを用いるが、4本のうち両側の2本を口の奥の方（喉側）に傾斜をつけて埋める。これにより4本のインプラントで台形を形づくるため、非常に倒れにくい丈夫な構造になり、その日のうちに固定式の仮歯を入れて噛むことができる。

CTスキャン

Computerized tomography。コンピューター断層撮影法のこと。X線とコンピューターを使って、検査を行いたい部位を撮影し、輪切りの断層画像として観察・診断する装置・技術のこと。

PTC

Professional Tooth Cleaning の略称で、歯科医師、歯科衛生士などの歯科診療に関する特別な訓練を受けた専門家によって、歯に付着した歯石等を歯ブラシや専用の機器を使って除去する方法のこと。

PMTC

Professional Mechanical Tooth Cleaning の略称で、歯科医師、歯科衛生士が行う口腔内クリーニングのこと。普段の歯ブラシでは取れない汚れや歯石等を薬剤や専門的な器械を使って徹底的に落とし、口腔内の清掃を行うこと。定期的に行うことで口の中を常に良好に保つことができ、むし歯や歯周病の抑制に効果的である。

QOL

Quality of life。生活の質、生命の質。

参考文献

1　歯科診療における静脈内鎮静法ガイドライン―改訂第2版（２０１７）―
一般社団法人日本歯科麻酔学会　ガイドライン策定委員会、静脈内鎮静法ガイドライン策定作業部会

2　三叉神経電気刺激による事象関連電位に関する研究―実験的疼痛に対するＰ３００成分の解析―
南雲祐二

3　『インプラント治療で笑った人　眠っている間の無痛快適歯科治療』
南雲祐二著、海苑社、２０１１年

南雲祐二　NAGUMO Yuji

歯科医師、医学博士、日本口腔外科学会専門医。1962年東京都生まれ。日本歯科大学歯学部卒業後、東京医科大学口腔外科学講座にてインプラント外来主任・医局長、口腔外科の臨床・研究に従事する。また、東京医科大学麻酔学講座にて口腔領域の手術の全身麻酔にもたずさわる。そのかたわら審美歯科臨床もすすめ、インプラント・口腔外科・審美歯科の三位一体治療を追及し続ける。麻酔科での豊富な経験を生かし無痛歯科治療にも積極的に取り組んでいる。2003年銀座オーラルクリニック開設院長就任。

歯は無痛鎮静法で治す

2019年4月1日　初版第1刷発行

著者　**南雲祐二**
発行人　**阿部秀一**
発行所　**阿部出版株式会社**
〒153-0051
東京都目黒区上目黒4-30-12
TEL：03-3715-2036
FAX：03-3719-2331
http://www.abepublishing.co.jp
印刷・製本　**アベイズム株式会社**

ISBN978-4-87242-666-3　C0047